BEI GRIN MACHT SICH IHR WISSEN BEZAHLT

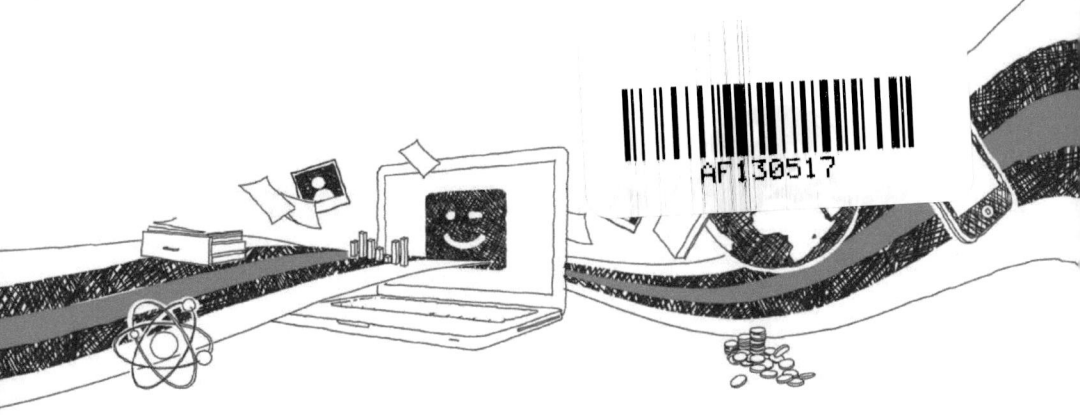

- Wir veröffentlichen Ihre Hausarbeit, Bachelor- und Masterarbeit

- Ihr eigenes eBook und Buch - weltweit in allen wichtigen Shops

- Verdienen Sie an jedem Verkauf

Jetzt bei www.GRIN.com hochladen und kostenlos publizieren

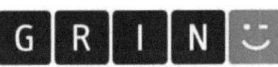

Legitimation der Applikation von Fentanyl durch Notfallsanitäter nach § 2a NotSanG. Eine Fallanalyse aus strafrechtlicher Sicht

Michael Jünger

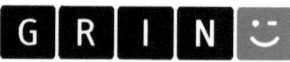

Bibliografische Information der Deutschen Nationalbibliothek:

Die Deutsche Nationalbibliothek verzeichnet diese Publikation in der Deutschen Nationalbibliografie; detaillierte bibliografische Daten sind im Internet über http://dnb.d-nb.de abrufbar.

ISBN: 9783346877307
Dieses Buch ist auch als E-Book erhältlich.

© GRIN Publishing GmbH
Trappentreustraße 1
80339 München

Druck und Bindung: Books on Demand GmbH, Norderstedt Germany
Gedruckt auf säurefreiem Papier aus verantwortungsvollen Quellen

Das vorliegende Werk wurde sorgfältig erarbeitet. Dennoch übernehmen Autoren und Verlag für die Richtigkeit von Angaben, Hinweisen, Links und Ratschlägen sowie eventuelle Druckfehler keine Haftung.

Das Buch bei GRIN: https://www.grin.com/document/1359630

Hausarbeit

Legitimation der Applikation von Fentanyl durch Notfallsanitäter_Innen nach § 2a NotSanG - Eine Fallanalyse aus strafrechtlicher Sicht

Vorgelegt von:

Name: Michael Jünger
Abgabetermin: 31.03.2021
Studiengang: MBA im Sozial- und Gesundheitswesen
                    1. Fachsemester
Gutachterin: Rechtliche Grundlagen des Sozial- und Gesundheitsmanagements

Inhaltsverzeichnis

Zusammenfassung

Hintergrund. Der § 2a NotSanG ist eine weitere wichtige Veränderung auf dem Weg zu einer Professionalisierung des Rettungsdienstes, welcher gleichzeitig mit einem großen Kompetenz- und Verantwortungsgewinn für die Notfallsanitäter_Innen verbunden ist. In bis zu 54% aller Einsätze geben die Patienten_Innen Schmerzen als Symptom an. Eine Verringerung der Schmerzschwere um ≥ 2 NRS Punkten, oder eine Senkung <4 auf der NRS Skala kann als adäquate Analgesie definiert werden. Ein Großteil erhält keine ausreichende Analgesie.

Ziel. Durch diese Literaturarbeit in Form einer Hausarbeit im 1. Fachsemester des MBA Studienganges im Sozial- und Gesundheitswesen möchte der Autor den neuen § 2a NotSanG anhand eines realistischen Sachverhaltes strafrechtlich analysieren. In dem Sachverhalt geht es um einen Traumapatienten, der nach Einwilligung von einem Notfallsanitäter das Betäubungsmittel Fentanyl zur Analgesie verabreicht bekommt.

Methode. Die Literatur beschränkt sich aufgrund des Themas auf deutsche Quellen, Stellungnahmen vom Wissenschaftlichen Dienst und Berufsverbänden, sowie weiteren namenhaften Experten. Besondere Berücksichtigung findet der Kommentar des StGB von Fischer. Die Fallanalyse erfolgt in Anlehnung an die juristische Gutachtenmethodik.

Ergebnisse. Die Notfallsanitäter_Innen haben bei der Versorgung eine spezielle Stellung als Beschützergarant inne, da sie einer besonderen Obhutspflicht nachkommen müssen. Dies verpflichtet sie, die Patienten_Innen über das normale Maß hinaus vor weiteren gesundheitlichen Beeinträchtigungen zu schützen und alle erlernten und beherrschten Maßnahmen anzuwenden, um eine Lebensgefahr, oder wesentliche Folgeschäden, abzuwenden. Die Zustimmung eines einwilligungsfähigen Patienten ist für eine Analgesie ebenso elementar, wie die Prüfung des Einzelfalls. Mit dem § 2a NotSanG machen sich die Notfallsanitäter_Innen nun nicht mehr nach §§ 1, 5 HeilprG strafbar. Auch wenn es deutschlandweit bereits Ausnahmen gibt, so haben die Notfallsanitäter_Innen dennoch keine Regelkompetenz beim eigenverantwortlichen Umgang mit Betäubungsmitteln. Der § 34 StGB bleibt bei einer eigenverantwortlichen „lege artis" Behandlung jedoch nach wie vor ein Rechtfertigungsgrund.

Diskussion. Mit dem § 2a NotSanG wurde den Notfallsanitätern_Innen eine wichtige Heilkundekompetenz zugesprochen. Dies ist ein Meilenstein, um bei einem sich weiter zuspitzenden Ärztemangel eine Notfallversorgung auf höchstem Niveau zu gewährleisten. Die Zunahme der Behandlungsmöglichkeiten durch Ärztemangel, Digitalisierung, sowie wissenschaftlichen und technischen Fortschritten ermöglicht es, sich nun nicht mehr für die notwendige Durchführung erlernter Maßnahmen rechtfertigen zu müssen.

Fazit. Mit dieser Hausarbeit wurde erstmalig die Legitimation der Applikation von Fentanyl durch Notfallsanitäter_Innen nach § 2a NotSanG aus strafrechtlicher Sicht in Form einer juristische Gutachtenmethodik analysiert. Der § 2a NotSanG hilft, wo eigenverantwortlich Lebensgefahr, oder wesentliche Folgeschäden abgewendet werden müssen.

Abstract

Background. The § 2a NotSanG is another important change on the way to a professionalization of the rescue service, which at the same time is associated with a great gain in competence and responsibility for the emergency paramedics. In up to 54% of all assignments, the patients state pain as a symptom. A reduction in pain severity of ≥ 2 NRS points, or a reduction < 4 on the NRS scale, can be defined as adequate analgesia. A majority does not receive adequate analgesia.

Objective. With this literature work in the form of a term paper in the 1st semester of the MBA course in social and health care, the author would like to analyze the new § 2a NotSanG based on a realistic situation under criminal law. The facts of the case are about a trauma patient who, after consent, is given the anesthetic fentanyl for analgesia by an emergency paramedic.

Method. Due to the topic, the literature is limited to German sources, statements from the scientific service and professional associations, as well as other well-known experts. Fischer's comment on the Criminal Code is given special consideration. The case analysis is based on the legal expert opinion methodology.

Results. The emergency paramedics have a special position as a guarantor of protection when providing care, since they have to fulfill a special duty of care. This obliges them to protect the patients from further health impairments beyond the normal level and to apply all learned and mastered measures to avert a danger to life or significant consequential damage. The consent of a patient capable of giving consent is just as elementary for analgesia as the examination of the individual case. With § 2a NotSanG, the emergency paramedics are no longer punishable under §§ 1, 5 HeilprG. Even if there are already exceptions throughout Germany, the emergency paramedics still have no regulatory authority when dealing with narcotics on their own responsibility. However, Section 34 of the Criminal Code remains a justification for self-responsible "lege artis" treatment.

Discussion. With § 2a NotSanG, the emergency paramedics were given important medical competence. This is a milestone in ensuring emergency care at the highest level as the shortage of doctors continues to worsen. The increase in treatment options due to a shortage of doctors, digitization, as well as scientific and technical advances mean that it is no longer necessary to justify the necessary implementation of learned measures.

Conclusion. With this paper, the legitimacy of the application of fentanyl by paramedics according to § 2a NotSanG was analyzed for the first time from a criminal law perspective in the form of a legal expert opinion methodology. § 2a NotSanG helps where life is at risk or significant consequential damage has to be averted.

„Für Selbstherrlichkeit und Standesdünkel ist im Rettungsdienst kein Raum"

Dr. Mayer, VRiVGH v. 12. Senat BayVGH
Beschl. v. 21.04.2021 - 12 CS 21.702

1 Einleitung und Problemstellung

Der Rettungsdienst in Deutschland ist als primär notarztgestütztes System in Interaktion mit Ärzten_Innen, sowie nichtärztlichem Fachpersonal im prähospitalen Bereich weltweit exemplarisch. Die Zeit bis zum Beginn einer intensivmedizinischen Versorgung ist in der Notfallmedizin der entscheidende Faktor und entscheidet, ob die Patienten_Innen überleben oder sterben. Demnach ist der Rettungsdienst deutschlandweit nach wissenschaftlich begründeten Hilfsfristen aufgebaut (Pfütsch, 2020, S. 9).

Im Jahr 2016/17 wuchsen die Einsatzzahlen des nichtärztlichen Rettungsdienst im Vergleich zum Jahr 2005 um 21,5% auf 10,7 Millionen an, während die Einsatzzahlen für die Notärzte_Innen um 23,8% auf 2,1 Millionen zunahmen. Synchron soll an dieser Stelle auch betont werden, dass sich dennoch keine relevante Zunahme der kritisch kranken oder verletzten Patienten_Innen erkennen lässt (Gries et al., 2017, S. 307–309). Insgesamt wurden 52,5% der gesamten Einsatzfahrten als Notfalleinsätze eingestuft. Schmiedel und Behrendt können in der Verteilung des Einsatzaufkommens in der Bundesrepublik darlegen, dass die Besatzungen von einem Rettungswagen (RTW) internistische Notfälle zu 66% und chirurgische Notfälle zu 80% alleine abarbeiten (Schmiedel & Behrendt, 2019, S. 22–25). Im Durchschnitt nach 9 Minuten trifft die Besatzung mit ihrem RTW am Einsatzort ein. Unterdessen wurden auch die Eintreffzeiten von den bodengebundenen Notärzten_Innen ausgewertet. Im Mittel kommen sie nach 13 Minuten und 50 Sekunden und zu 95% nach 30 Minuten und 30 Sekunden am Einsatzort an. Deshalb erreichen sie in der Regel deutlich nach dem RTW den Einsatzort. Das hat zur Folge, dass das medizinische Fachpersonal die Notfallbehandlung über einen längeren Zeitraum, oder sogar komplett eigenverantwortlich übernimmt und die Patienten_Innen versorgt (ebd., 2019, S. 48–50). Mit einer simultanen Zunahme an Behandlungsmöglichkeiten und umfangreicheren Interventionsmöglichkeiten kommt es schlussfolgernd zu einer zunehmenden Erwartungshaltung an das nichtärztliche Personal. Eine indes immer älter und morbider werdenden Bevölkerung macht eine weitere Professionalisierung von medizinischem Fachpersonal zudem zwingend notwendig.

Mit der Einführung des neuen Berufsbildes der Notfallsanitäter_In zum 01.01.2014 ist die höchste nichtärztliche Qualifikation im Rettungsdienst neu erschaffen worden, die somit die Rettungsassistenten_Innen ablösten. Damit ging ein deutlicher Kompetenz- und Verantwortungszuwachs einher (Pfütsch, 2020, S. 21–22). Die 3-jährige Berufsausbildung dient nun dafür, erweiterte medizinische Befugnisse zu erlernen, um eigenverantwortlich invasive Maßnahmen bei Patienten_Innen im Notfalleinsatz durchzuführen. Dabei ist die Zeit bis zum Eintreffen der Notärzte_Innen, oder einer weiteren ärztlichen Versorgung im Krankenhaus so zu überbrücken, dass einer Zustandsverschlechterung der Patienten_Innen vorgebeugt werden kann. Insofern müssen vor allem lebensbedrohliche Situationen und wesentliche Folgeschäden durch die Notfallsanitäter_Innen abgewehrt werden (Dielmann & Malottke, 2017, S. 24–25; Prütting & Mais, 2016, S. 78–80).

An dieser Stelle möchte der Autor ansprechen in welcher Rechtsunsicherheit sich die Notfallsanitäter_Innen die letzten Jahre befunden haben und unvermittelt die jahrelange Diskussion zur Ausweitung der Kompetenzen kritisieren. So erreichte Felix Haehne mit derzeit über 1,9 Millionen Aufrufen bei Youtube als singender Notfallsanitäter mit seiner Ukulele in Kürze deutschlandweite Bekanntheit, als er die Arbeitsbedingungen unter dem Synonym „Felix Peter" mit dem Titel „Krankenwagenbelad="eister" ansprach. So sang er im November 2019:

> Guten Tach! Ich heiße Felix Peter und bin heute Ihr Notfallsanitäter. Der Notarzt kommt 'ne halbe Stunde später und bis dahin unterhalten wir uns nett, hier am Bett. (…) Sehen sie's mir bitte nach, dass ich sie mal frag, tut sowas denn überhaupt nicht weh? Patient: Doch total! Tut mir leid, vor ihnen steht Felix Peter (nicht Dr. Schmidt). Ich bin nur Notfallsanitäter, der weiße Engel kommt 'ne halbe Stunde später und bis dahin unterhalten wir uns nett, hier am Bett. (…) Würde Ihnen die Schmerzen ja gerne nehmen, da kann ich sie verstehen, doch dafür lande ich vor Gericht! (Haehne, 2019).

Damit traf er sprichwörtlich den Nagel auf dem Kopf und medial wurde eine intensive Diskussion ausgelöst. Knapp eine Woche später gab Frau Dr. Carola Holzner unter ihrem Synonym „Doc Caro" eine gesangliche Stellungnahme dazu ab, die ebenfalls viral große Aufmerksamkeit bekam und das eigentliche Problem wie folgt untermauerte:

> „Guten Tag, lieber Felix Peter, du kompetenter Notfallsanitäter. Ich bin Doc Caro und ich komm mal wieder später, bis dahin sei doch bitte nett am Patientenbett. Denn ist der Zucker derangiert, gib Glucose rationiert, wenn der Patient vor Schmerzen schreit, hälst du Morphin bereit. Ist der Blutdruck opulent, wird mit Ebrantil gesenkt (…). Denn du bist ja Notfallsanitäter, du brauchst mich dafür nicht jetzt und auch nicht später, denn du hast das ja gelernt, lieber Felix Peter und ich bin als Notarzt jetzt vakant, Gott sei Dank. Denn im Nachbarort da stirbt und wird reanimiert Frau von der Haak, weil ihr Herz versagt (…) Die Politik hat's nicht erkannt, vielleicht ja bald der Verstand und so lange nicht, schreib ich dieses Lied für dich. Denn du bist nicht Krankenwagenbelad="eister, sondern Notfallsanitäter, ja so heißt das" (Holzner, 2019).

Aus eigener Erfahrung kann der Autor anmerken, dass es selbst in NRW große Unterschiede und Zurückhaltung bei den „Freigaben" der Ärztlichen Leiter_Innen Rettungsdienst (ÄLRD) für die Notfallsanitäter_Innen gibt. So wird den Notfallsanitätern_Innen eine erlernte Standard-arbeitsanweisung (SAA) gänzlich untersagt, oder die maximal erlaubte Dosierung sehr zurückhaltend angegeben. Als Beispiel soll hier die teils sehr restriktiv vorgegebenen maximal möglichen Dosierungen im Bereich des hypertensiven Notfalls, oder auch der Analgesie im Schmerzzustand genannt werden. Im Detail bedeutet das oftmals, dass eine initiale Einleitung der Behandlung durch die Notfallsanitäter_Innen zwar angeschlagen hat, aber noch nicht ausreicht, um schwere Folgeschäden von den Patienten_Innen sicher abwenden zu können und eine Transportfähigkeit im Sine des § 2 II RettG NRW herzustellen. Die Notfallsanitäter_Innen sehen sich dann gezwungen, eine Notärztin bzw. einen Notarzt nach zu alarmieren, damit eine weitere fraktionierte Gabe möglich ist. Dieses Vorgehen bindet die Ressource der Notärzte_Innen, nur damit sich die Notfallsanitäter_Innen wieder im rechtlich sicheren Bereich befinden. Zudem kommt es immer wieder vor, dass keine SAA auf die jeweilige Notfallsituation im Einzelfall zutrifft. Im Jahr 2021 wurde mit dem § 2a Notfallsanitätergesetz (NotSanG) Abhilfe geschaffen und eine eigene Heilkundekompetenz im Bezug zum § 4 II Nr. 1c NotSanG etabliert.

In der vorliegenden Hausarbeit steht dahingehend der § 2a NotSanG im Bezug zu einem Sachverhalt mit einem Traumapatienten im Vordergrund. Der Autor möchte dabei beleuchten, ob der § 2a NotSanG den Notfallsanitätern_Innen bei der Heilkundeausübung zu mehr Rechtssicherheit verhelfen kann und inwieweit er eine strafrechtliche Bewertung bei einer Applikation von BTM beeinflusst. Im theoretischen Hintergrund und Bezugsrahmen wird dahingehend ein Anker im Bezug zu den Kompetenzen der Notfallsanitäter_Innen gesetzt. Darin geht es primär um die Ausbildungsziele und die Garantenstellung an sich. Weiter darauf aufbauend wird dargelegt, was der § 2a NotSanG aussagt und wie die Begriffe „Beherrschen", „Lebensgefahr" und „wesentliche Folgeschäden" im weiteren Verlauf verstanden werden. In einem folgenden Unterkapitel wird kurz thematisiert, wie sich die Schmerzzustände im Rettungsdienst präsentieren und warum gerade die Analgesie in der vorliegenden Hausarbeit im Mittelpunkt der weiteren Betrachtung steht. Nach einem Sachverhalt, der sich sehr nahe an der Realität befindet, erfolgt die strafrechtliche Fallanalyse in Anlehnung an die juristische Gutachtenmethodik und den Aufbau einer Straftat mit Tatbestand, Rechtswidrigkeit und Schuld. In dem nachfolgenden Diskussionsteil werden die wichtigsten Punkte nochmal gegen- über gestellt und erörtert. Ein Fazit fasst die wichtigsten Ergebnisse prägnant zusammen.

2 Theoretischer Hintergrund und Bezugsrahmen

In Deutschland steht ein an Hilfsfristen orientiertes Rettungsdienstsystem im Vordergrund, wo die ärztlichen und nichtärztlichen Einsatzkräfte boden- und luftgebunden zum Notfallort kommen und gemeinsam das Rettungsteam bilden (Girrbach et al., 2017, S. 45). Allerdings entwickelt sich seit geraumer Zeit ein konstant zuspitzender Mangel an Ärzten_Innen, der zu einer deutlich verzögerten Verfügbarkeit am Notfallort führt. Analog sorgt der demografische Wandel dafür, dass die Patienten_Innen immer öfter eine hohe Komplexität aufweisen. Gerade in diesen Situationen bedarf es einer hochkompetenten intensivmedizinischen Notfall- versorgung, um Folgeschäden für die Patienten_Innen abzuwenden. Aufgrund der Digitalisierung und dem raschen Fortschritt in der klinischen Medizin und Wissenschaft mit paralleler Verfügbarkeit von neuen präklinischen Behandlungsverfahren, die man sonst nur aus der Klinik kennt, entstehen neue prähospitale Möglichkeiten. Ferner führen aber auch Behandlungsfehler bei dieser Patientengruppe zu schwerwiegenderen Konsequenzen als bei jüngeren Patienten_Innen (Girrbach et al., 2017, S. 45; Pfütsch, 2020, S. 21).

2.1 Kompetenzen der Notfallsanitäter_Innen

In dem Gesetzentwurf zur Ausbildung von Notfallsanitätern_Innen in Deutschland hat der Gesetzgeber im Jahr 2014 eine deutlich tiefgreifendere Ausbildung bis dato auf den Weg gebracht. Das Ziel war es, der staatlichen Daseinsvorsorge nachzukommen und den Bürgern_Innen eine flächendeckende, hilfsfristenorientierte und qualifizierte notfallmedizinische Hilfe an 365 Tagen im Jahr gewährleisten zu können. Dabei gilt es der modernen Aufgabenstellung gerecht zu werden, sowie den aktuellsten Fachstandard in der Technik und Wissenschaft im Sinne des § 630a II BGB bei den Patienten_Innen ankommen zu lassen (Entwurf eines Gesetzes über den Beruf der Notfallsanitäterin und des Notfallsanitäters sowie zur Änderung weiterer Vorschriften, 2012/Drucksache 17/11689, S. 1).

2.1.1 Ausbildungsziele gemäß § 4 NotSanG

Die Ausbildungsziele der dreijährigen Berufsausbildung sind im § 4 I NotSanG beschrieben:

> Die Ausbildung zur Notfallsanitäterin oder zum Notfallsanitäter soll entsprechend dem allgemein anerkannten Stand rettungsdienstlicher, medizinischer und weiterer bezugswissenschaftlicher Erkenntnisse fachliche, personale, soziale und methodische Kompetenzen zur eigenverantwortlichen Durchführung und teamorientierten Mitwirkung insbesondere bei der notfallmedizinischen Versorgung und dem Transport von Patientinnen und Patienten vermitteln.

Auch wenn der § 4 NotSanG nur das Ausbildungsziel beschreibt, so erläutert der Gesetzgeber die zu erlernenden Kompetenzen einhellig. Im Weiteren werden im § 4 II Nr. 1 NotSanG die Ausbildungsziele genannt, die die Notfallsanitäter_Innen eigenverantwortlich ausführen sollen. Besonders wird hier der § 4 II Nr. 1c NotSanG herausgestellt:

> Durchführen medizinischer Maßnahmen der Erstversorgung bei Patientinnen und Patienten im Notfalleinsatz und dabei Anwenden von in der Ausbildung erlernten und beherrschten, auch invasiven Maßnahmen, um einer Verschlechterung der Situation der Patientinnen und Patienten bis zum Eintreffen der Notärztin oder des Notarztes oder dem Beginn einer weiteren ärztlichen Versorgung vorzubeugen, wenn ein lebensgefährlicher Zustand vorliegt oder wesentliche Folgeschäden zu erwarten sind.

Der Deutsche Bundestag begründet 2012 den § 4 II Nr. 1c NotSanG wie folgt: „(…) beschreibt die Aufgabenstellung, die sich für die Notfallsanitäterin oder den Notfallsanitäter auf Grund ihrer oder seiner Ersteinschätzung, die im Sinne einer Arbeitsdiagnose zu verstehen ist, ergibt." Weiter heißt es dazu: „In besonderen Fällen erweitern sich die Anforderungen an den Umfang der Tätigkeiten, die die Notfallsanitäterin oder der Notfallsanitäter üblicherweise im Rahmen der Erstversorgung durchführt. Dann wird von der Notfallsanitäterin oder dem Notfallsanitäter erwartet, dass sie oder er invasive Maßnahmen anwendet" (Entwurf eines Gesetzes über den Beruf der Notfallsanitäterin und des Notfallsanitäters sowie zur Änderung weiterer Vorschriften, 2012/Drucksache 17/11689, S. 20–22). Hierzu nimmt der Bundesrat in einem Gesetzesantrag zur Änderung des NotSanG vom 11.09.2019 Stellung. Darin stellt er klar, dass er ein Ausbildungsziel regelt, aber keine Befugnisse zur Ausübung der Heilkunde normiert hat. Dementsprechend gibt es auf Grundlage des § 4 NotSanG keine Ausnahme vom Heilkundevorbehalt nach dem Heilpraktikergesetz (HeilprG) (Entwurf eines Gesetzes zur Änderung des Notfallsanitätergesetzes, 2019/Drucksache 428/19, S. 1–2). Dennoch sehen Experten_Innen in dem § 4 II Nr. 1 NotSanG den Kernbereich im Sinne von den Mindestanforderungen an die Notfallsanitäter_Innen. Sie verbinden mit dem Begriff des eigenständigen Handelns eine Tätigkeit auf eigene Verantwortung im Spannungsfeld zwischen Handlungsverpflichtung, da man die invasiven Maßnahmen in der Ausbildung erlernt hat und simultaner Handlungsbegrenzung durch das HeilprG (Bens & Lipp, 2014, S. 62–64). Zusätzlich regelt der § 4 II Nr. 2 NotSanG, welche Aufgaben im Rahmen der Mitwirkung zu erlernen und auszuführen sind. Während die Absätze a und b das Assistieren der ärztlichen Notfall- und Akutversorgung bzw. das eigenständige Durchführen ärztlich veranlasster Maßnahmen in Anwesenheit einer Ärztin oder eines Arztes beschreiben, determiniert der § 4 II Nr. 2c NotSanG die Behandlung im Rahmen der Mitwirkung ohne ärztliche Anwesenheit. Dabei geht es folglich, eigenständig heilkundliche Tätigkeiten, die von den ÄLRD bei bestimmten notfallmedizinischen Zustandsbildern und -situationen standardmäßig vorgegeben, überprüft und verantwortet werden, durchzuführen (Ministerium für Gesundheit, Emanzipation, Pflege und Alter des Landes Nordrhein-Westfalen [MGEPA], 2015). Davon sind die Ausbildungsziele nach § 4 II Nr. 1c zu trennen, wobei die Notfallsanitäter_Innen in die Lage versetzt werden sollen, bei Lebensgefahr, oder drohenden wesentlichen Folgeschäden bis zum Eintreffen einer Ärztin bzw. eines Arztes, oder einer ärztlichen Weiterbehandlung im Krankenhaus, medizinische Maßnahmen zu ergreifen. Um eine Verschlechterung des Patientenzustandes abzuwehren, wird die Tätigkeit als eine zeitlich befristete Übernahme heilkundlicher Tätigkeiten in kompletter Verantwortung der Notfallsanitäter_Innen klassifiziert (Mann et al., 2020, S. 16). Diese Erstversorgungskompetenz stellt eine Auslegungshilfe für den § 34 StGB (Strafgesetzbuch) dar (Bollinger et al., 2020, S. 23).

2.1.2 Garantenstellung

Der Begriff der Garantenstellung wird nach Überwacher- und Beschützergarant unterschieden. Während dem Überwachergaranten aufgrund der Verantwortlichkeit Sicherungspflichten für bestimmte Gefahrenquellen obliegen, haben Beschützergaranten eine spezielle Obhutspflicht (T. Fischer, 2021, S. 100). Der BGH hat sich bereits 2001 mit der individuellen Garantenstellung im Rettungsdienst befasst und kam zu dem Entscheidungstenor, dass das Rettungsdienstpersonal ein besonderes Obhutsverhältnis gegenüber den Patienten_Innen hat. In dieser Sache sind sie verpflichtet, die Patienten_Innen vor weiteren gesundheitlichen Beeinträchtigungen zu schützen (*BGH Beschluss*, 25.04.2001). Der Gesetzgeber sieht mit dem § 13 StGB einen speziellen Straftatbestand im zweiten Abschnitt des Strafgesetzbuches vor und beschreibt im Zuge dessen insbesondere die unechten Unterlassungsdelikte. Im § 13 I StGB steht dazu: „Wer es unterläßt [sic], einen Erfolg abzuwenden, der zum Tatbestand eines Strafgesetzes gehört, ist nach diesem Gesetz nur dann strafbar, wenn er rechtlich dafür einzustehen hat, daß [sic] der Erfolg nicht eintritt, und wenn das Unterlassen der Verwirklichung des gesetzlichen Tatbestandes durch ein Tun entspricht." Das Begehen durch Unterlassen setzt in Einzelfällen daher voraus, dass eine Person durch eine tatsächliche Gewährsübernahme eine Pflicht zum Handeln auferlegt bekommen hat, dieser Pflicht wiederum nicht nachkommt. Dadurch wird im Speziellen das besondere Vertrauensverhältnis zwischen den beiden Parteien verletzt. Im Rettungsdienst sind vor allem die Notfallsanitäter_Innen als Beschützergarant bei medizinischen Notfällen aufgrund ihrer Stellung und Berufsausbildung rechtlich gesehen einer besondere Fürsorge- und Versorgungspflicht ausgesetzt. Sie haben folglich die Pflicht, über das normale Maß hinaus, Gefahren von ihren Patienten_Innen abzuwenden. Der § 13 StGB tritt im Rettungsdienst zudem stringent in Verbindung mit einer anderen Straftat vorwiegend gegen des Leben oder die körperliche Unversehrtheit auf. Hier sind insbesondere die §§ 222 - 224, 226, 227 StGB zu nennen (T. Fischer, 2021, S. 75; Lechleuthner & Neupert, 2021, S. 824; StGB/22.11.2021; Weise & Koch, 2020, S. 228–231).

2.2 § 2a NotsanG - „Heilkundekompetenz"

In Deutschland ist die Ausübung der heilkundlichen Tätigkeiten seit 1939 gemäß der §§ 1, 5 HeilPrG an den Vorbehalt einer ärztlichen Approbation, oder ersatzweise an eine entsprechende und ausdrückliche Erlaubnis in einem anderen Gesetz, gebunden (Dörrenbächer & Singler, 2021, S. 505). Der § 1 HeilPrG regelt die berufsmäßige Ausübung der Heilkunde wie folgt:

(1) Wer die Heilkunde, ohne als Arzt bestallt zu sein, ausüben will, bedarf dazu der Erlaubnis.

(2) Ausübung der Heilkunde im Sinne dieses Gesetzes ist jede berufs- oder gewerbsmäßig vorgenommene Tätigkeit zur Feststellung, Heilung oder Linderung von Krankheiten, Leiden oder Körperschäden bei Menschen, auch wenn sie im Dienste von anderen ausgeübt wird.

(3) Wer die Heilkunde bisher berufsmäßig ausgeübt hat und weiterhin ausüben will, erhält die Erlaubnis nach Maßgabe der Durchführungsbestimmungen; er führt die Berufsbezeichnung "Heilpraktiker".

Der § 5 HeilPrG ergänzt sinnumfassend. Die enthaltene Definition der „Heilkunde" ist nach überwiegender Rechtsprechung und Literatur verfassungskonform in dem Sinne auszulegen, dass die Heilkunde jegliche Tätigkeit umfasst, die theoretische und praktische ärztliche Fachkompetenz erfordert, um eine leitliniengerechte Behandlung der Patienten_Innen durchzuführen. Diesbezüglich regelt seit 2014 das NotSanG, dass die Notfallsanitäter_Innen nach der Ausbildung in der Lage sein sollen, genau dies vorübergehend bis zur Übergabe an eine Notärztin oder einen Notarzt, oder komplett eigenverantwortlich in ärztlicher Vertretung durchzuführen (Dörrenbächer & Singler, 2021, S. 505–506).

Dennoch überwiegt bei den Notfallsanitäter_Innen seit in Kraft treten des NotSanG eine rechtliche Unsicherheit bei der Ausübung von heilkundlichen Maßnahmen, da bisher nur der § 34 StGB den Tatbestand nach §§ 1, 5 HeilPrG rechtfertigen konnte (DBRD, 2021; Dittmar et al., 2021, S. 120–121; Pfütsch, 2020, S. 25). Zu der subjektiv empfundenen Rechtsunsicherheit im nichtärztlichen Rettungsdienst positionierte sich im Oktober 2019 die Deutsche Gesellschaft für Orthopädie und Unfallchirurgie (DGOU) in Abstimmung mit drei weiteren Berufsverbänden im Ärzteblatt: „Wir sprechen uns gegen die eigenständige Durchführung von invasiven Maßnahmen durch Notfallsanitäter aus." Im Weiteren sehen sie das Wohl und den Schutz erkrankter und verletzter Patienten_Innen in Gefahr (Ärzteblatt).

Einen unvorhersehbaren Richtungswechsel in der Diskussion um die Heilkundebefugnis brachte die Coronapandemie im Frühjahr 2020. Mit den Bildern der überlasteten Intensiv-stationen in den europäischen Nachbarländern konfrontiert, kam die große Sorge auf, dass die Ärzte_Innen flächendeckend krankheitsbedingt ausfallen könnten und ihre Kompetenzen zudem dringend in den Krankenhäusern gebündelt werden müssen. Im Eiltempo wurde das Gesetz zum Schutz der Bevölkerung bei einer epidemischen Lage von nationaler Tragweite am 27.03.2020 beschlossen. Mit dem § 5a des Gesetzes zur Verhütung und Bekämpfung von Infektionskrankheiten beim Menschen (IfSG) wurde u.a. den Notfallsanitätern_Innen die eigenverantwortliche Ausübung heilkundlicher Tätigkeiten ausdrücklich erlaubt, um die in der Ausbildung erworbenen Kompetenzen an den Patienten_Innen anzuwenden, wenn die persönlichen Fähigkeiten dies zulassen (Dörrenbächer & Singler, 2021, S. 507; IfSG, 2021). Bellardita charakterisiert diese Norm als eine temporäre, sektorale Heilkundeermächtigung, die auf den Bereich der in der Ausbildung erworbenen Kompetenzen und Ausbildungszielen beschränkt ist. Darunter fallen die in § 4 II Nr. 1c und § 4 II Nr. 2c vorgesehenen Maßnahmen (ebd., 2021, S. 93). Dörrenbächer und Singler fassen auch unter Berücksichtigung der raschen Entstehung des § 5a IfSG zusammen, dass sich nach der ursprünglichen Konzeption im Jahr 2014 des Gesetzgebers die allgemeine Rechtslage eindeutig darstellt, indem Notfall-sanitäter_Innen mit ihrer Tätigkeit die Heilkunde im Sinne der §§ 1, 5 HeilPrG ausüben sollen. In Deutschland bedarf man dazu ohne ärztliche Approbation einer speziellen Erlaubnis, da man ansonsten gegen den Arztvorbehalt verstößt, sowie eine Strafbarkeit nach § 5 HeilPrG zum Tragen kommt. Somit sind die jahrelangen Bemühungen zahlreicher Interessenvertreter nachzuvollziehen, für die Notfallsanitäter_Innen eine ausdrückliche Heilkundebefugnis gesetzlich eindeutig zu verankern (ebd., 2021, S. 506).

Für den Rettungsdienst kam es schließlich überraschend, dass auf gemeinsamer Initiative der Bundesländer Bayern und Hessen sehr beharrlich eine Änderung im NotSanG forciert wurde.

Der DBRD begleitete die intensiven Debatten im gesamten Zeitraum und stellte fest, dass eben nicht alle Notfallsituationen über eine Vorabdelegation ärztlicher Leistungen mittels Standardarbeitsanweisungen der ÄLRD nach § 4 II Nr. 2c NotSanG abgebildet werden können. So kam es deutschlandweit täglich zu Situationen, wo die Notfallsanitäter_Innen notwendige, invasive Maßnahmen zwar erlernt hatten, aber aufgrund einer fehlenden ärztlichen Delegation nicht anwenden durften. Das hatte bis zum Jahre 2021 zur Folge, dass das Eintreffen der Notärzte_Innen abgewartet und das Leiden der Patienten_Innen verlängert wurde, oder der § 34 StGB als Rechtfertigung des eigenen Handelns herangezogen werden musste. Mit dem § 2a NotSanG ist Anfang 2021 mehr Rechtssicherheit für die Notfallsanitäter_Innen geschaffen werden, indem die eigenverantwortliche Durchführung heilkundlicher Maßnahmen geregelt wurde (DBRD, 2021):

> Bis zum Eintreffen der Notärztin oder des Notarztes oder bis zum Beginn einer weiteren ärztlichen, auch teleärztlichen, Versorgung dürfen Notfallsanitäterinnen und Notfallsanitäter heilkundliche Maßnahmen, einschließlich heilkundlicher Maßnahmen invasiver Art, dann eigenverantwortlich durchführen, wenn
>
> 1. sie diese Maßnahmen in ihrer Ausbildung erlernt haben und beherrschen und
>
> 2. die Maßnahmen jeweils erforderlich sind, um Lebensgefahr oder wesentliche Folge-schäden von der Patientin oder dem Patienten abzuwenden.

Die Notfallsanitäter_Innen erlernen in der Berufsausbildung nach § 4 II Nr. 1c NotSanG den eigenverantwortlichen Umgang sowohl mit invasiven ärztlichen Maßnahmen, als auch mit den Notfallmedikamenten nach dem Pyramidenprozess (Anhang A & B). Es ist ihnen damit erlaubt, in Einzelfällen erlernte und beherrschte heilkundliche Maßnahmen eigenverantwortlich durchzuführen, um eine Lebensgefahr, oder auch wesentliche Folgeschäden abzuwenden. Folglich liegt gegenwärtig kein Verstoß mehr gegen das HeilprG vor und das Ausbildungsgesetz kann nun in Teilen als Berufsausübungsgesetz angesehen werden (Bellardita, 2021, S. 95; DBRD, 2021).

Der § 2a NotSanG vereint nunmehr die in § 4 II 1c NotSanG enthaltenen Ausbildungsziele des eigenverantwortlichen Tätigwerdens ohne eine ärztliche Rücksprache und verzichtet dabei auf die spezielle Güterabwägung der widerstreitenden Interessen kongruent § 34 StGB. Die Notfallsanitäter_Innen müssen nach § 2a NotSanG die beabsichtigte Maßnahme erlernt haben, in der Situation beherrschen, sowie eine nach Nr. 2 beschriebene Dringlichkeit muss vorliegen, sodass der neue Paragraph dem Schutz der Notfallsanitäter_Innen dient. Nichtsdestominder ist es kein Freifahrtschein für die Anwendung invasiver Maßnahmen und die Gabe von Medikamenten (Dörrenbächer & Singler, 2021, S. 508). Gleichwohl gilt zu beachten, dass nicht alle Methoden und Mittel ohne Weiteres angewendet werden können, die beherrscht und in dem dezidierten Einzelfall als geeignet erscheinen. In der Berufsausübung als Notfallsanitäter_In sind ausschließlich diese Maßnahmen zulässig, die für die Erhaltung von Leben und Gesundheit unbedingt notwendig sind. Jede Einsatzsituation ist sorgfältig zu prüfen und zu bewerten, sodass unter Abwägung der vorliegenden Umstände und Anlegen eines strengen Maßstabs an den § 2a NotSanG die Handlung das einzig mögliche und angemessene Mittel darstellt, um die gegenwärtige Gefahr für das Leben und die Gesundheit abzuwenden. Auch hier steht der Grundsatz der Verhältnismäßigkeit im Vordergrund, sodass im Rückgriff der Situation das Durchführen, oder auch Unterlassen einer medizinischen Maßnahme, zu begründen ist (Katzenmeier & Schrag-Slavu, 2021, S. 41–42). Bellardita führt dazu weiter aus, dass die Anwendung einer invasiven medizinischen Maßnahme gemäß § 2a NotSanG erfordert, dass diese ex ante, also unter Zugrundelegung aller der Notfallsanitäter_Innen zum Zeitpunkt der heilkundlichen Maßnahme vorliegenden Fakten, erforderlich und geeignet sein müssen, um schweren Schaden von den Patienten_Innen abzuwenden. Sollte sich im Nachgang herausstellen, dass die Maßnahme nicht erforderlich gewesen war, ändert dies jedoch an der eigentlichen begründeten Beurteilung der Sach- und Rechtslage nichts (Bellardita, 2021, S. 94–95). Dennoch ist festzustellen, dass mit dem neuen § 2a NotSanG mehr Rechtssicherheit für die Notfallsanitäter_Innen geschaffen wurde, da nun eine situationsabhängige beschränkte Heilkundebefugnis im Sinne des § 1 HeilPrG erschaffen wurde. Ein Rückgriff auf § 34 StGB entfällt folgerichtig, ist als „Ultima Ratio" hingegen immer noch denkbar.

Die Notfallsanitäter_Innen sehen sich regelmäßig in dem Konflikt, dass einerseits erwartet wird, die in der Ausbildung erlernten und beherrschten invasiven Maßnahmen anzuwenden, weil das Leben der Patienten_Innen in Gefahr ist, oder auch wesentliche Folgeschäden zu befürchten sind, wenn nicht schon präklinisch interveniert wird. Andererseits können bei Unterlassen, oder auch Durchführen von ärztlichen Maßnahmen sowohl haftungs- als auch strafrechtliche Sanktionen drohen. Die gesetzliche Neuregelung kann und soll insoweit keine Änderung bezüglich des übrigen Haftungsmaßstabs seit Inkrafttreten des NotSanG bewirken. Im Einzelfall bedeutet dies, dass bei medizinisch nicht- oder kontraindizierten Maßnahmen und einer hierdurch abgeleiteten Schädigung der Patientin bzw. des Patienten die betroffene Notfallsanitäterin bzw. der Notfallsanitäter auch weiterhin dem Vorwurf eines Behandlungsfehlers und somit einem zivil- bzw. strafrechtlichen Haftungsrisiko ausgesetzt sein kann (Katzenmeier & Schrag-Slavu, 2021, S. 40–42).

Am 21.04.2021 hat sich der Bayrische VGH mit der Ausübung heilkundlicher Tätigkeiten durch zwei Notfallsanitäter beschäftigt. In dem vorliegenden Fall hatten sie einem Patienten einen intravenösen Zugang eigenverantwortlich gelegt und zwei Infusionen verabreicht, obwohl keine Lebensgefahr vorlag. Augenscheinlich konnte der Patient auch noch essen und trinken. Daraufhin verbesserte sich der Zustand des Patienten und er lehnte einen Transport zur ärztlichen Weiterbehandlung ab. Nachdem der ÄLRD von dem Einsatz erfahren hatte, hat er den Notfallsanitätern die Freigabe zur Durchführung heilkundlicher Aufgaben im Rahmen des § 4 II Nr. 2c NotSanG widerrufen. Der Kammer reicht in dem vorliegenden Fall dennoch als

Begründung aus, dass man als Notfallsanitäter_In einer wesentlichen Verschlechterung des Gesundheitszustandes vorbeugen möchte, sofern wesentliche Folgeschäden zu erwarten sind. Weiter beurteilt der VGH die Situation: „(...) ,dass schon die bloße Aufrechterhaltung einer regelwidrigen Beeinträchtigung des körperlichen Wohlbefindens den Tatbestand der Körperverletzung (§ 223 StGB) durch Unterlassen erfüllt, sofern – wie im Fall des Einsatzes eines ausgebildeten Notfallsanitäters im Rettungsdienst – eine Rechtspflicht zum Einschreiten (§ 13 StGB) besteht (...)" (*Ausübung heilkundlicher Tätigkeiten durch Notfallsanitäter*, 21.04.2021). Weiter führten sie aus, dass die Notfallsanitäter_Innen mit dem § 2a NotSanG ausdrücklich zur situationsabhängigen Ausübung einer heilkundlichen Tätigkeit berechtigt sind und ab Übernahme dieser Verantwortung auch die alleinige haftungsrechtliche Verantwortung tragen. Sie weisen weiter ausdrücklich darauf hin:

> Liegen diese Voraussetzungen vor, so sind die Notfallsanitäterinnen und -sanitäter nicht nur zum Handeln berechtigt, sondern ausdrücklich verpflichtet (...); sie müssen ihrer Ausbildung entsprechend lebenserhaltende Maßnahmen oder Maßnahmen zur Abwendung schwerer gesundheitlicher Schäden in all diesen Fällen eigenverantwortlich ins Werk setzen (...). Der Verpflichtung zum eigenverantwortlichen Handeln korrespondiert jedoch eine retrospektiv nur eingeschränkt überprüfbare Einschätzungsprärogative. Zeigt sich etwa im Nachhinein (ex-post), dass ein lebensbedrohlicher Zustand nicht vorgelegen hat oder keine wesentlichen Folgeschäden zu erwarten waren, so ist das Tätigwerden zwar objektiv als unzulässig zu bewerten, eine subjektiv vorwerfbare Ausübung der Heilkunde kann aber nur dann angenommen werden, wenn bereits im Rahmen einer ex-ante Betrachtung keine Lebensgefahr gedroht hat oder keine wesentlichen Folgeschäden zu erwarten waren und dies für die handelnde Notfallsanitäterin oder den handelnden Notfallsanitäter unter Berücksichtigung der im Einsatzgeschehen bestehenden Anspannung auch (ohne Weiteres) erkennbar war (...), mit anderen Worten die Annahme der Handlungsvoraussetzung auf (grober) Fahrlässigkeit beruhte" (ebd.).

Weiter erkannten die Richter keinen vorwerfbaren Tatbestand, da jeder vernünftige Arzt wie die Notfallsanitäter gehandelt hätte und im Weiteren sich der Wille des Patienten durchgesetzt hat, indem er einen Transport ins Krankenhaus bei vorhandener Einwilligungsfähigkeit ausdrücklich ablehnte. Weiter kam die Kammer zu der Entscheidung, dass die Aberkennung der Delegationsurkunde objektiv sachfremd und willkürlich sei. Sie stellten zudem die Kompetenz des ÄLRD in Frage: „Für Selbstherrlichkeit und „Standesdünkel" ist im Rettungsdienst kein Raum. Auch insoweit dominiert der Grundsatz: Salus aegroti suprema lex!" Im Rahmen eines akuten „Notfall"-Einsatzes ist es im Lichte des Patientenwohls vollkommen irrelevant, ob eine medizinisch indizierte Maßnahme von einem Arzt oder einem ausgebildeten Notfallsanitäter lege artis ins Werk gesetzt wird" (ebd.).

2.2.1 Beherrschen

Im Rahmen der Entstehung des neuen § 2a NotSanG ist sehr langanhaltend und kontrovers diskutiert worden, wie der Begriff „Beherrschen" nach Nr. 1 zu verstehen ist. Nach den allgemeinen Maßstäben der beruflichen Bildung wird eine Maßnahme, auch medizinisch, dann beherrscht, wenn sie auf der Grundlage sicheren theoretischen Wissens in der Berufsausbildung erlernt wurde und in dem realen Einzelfall auch praktisch sicher angewendet werden kann. Die Notfallsanitäter_Innen haben in der Regel mit dem Ablegen der staatlichen Prüfung nachgewiesen, dass sie die vorgesehenen Maßnahmen und Medikamente so tief verfestigt und verinnerlicht haben, dass sie mit Komplikationen umgehen können und sie beherrschen (Katzenmeier & Schrag-Slavu, 2021, S. 43). Der Begriff des Beherrschens liegt damit auf der Kompetenzstufe 3 von 4 und besagt, dass eine Maßnahme situationsgerecht angewendet wird. Weiter ist darunter die Summe an Einzelfertigkeiten zu verstehen, um unter normalen Einsatzbedingungen die richtige medizinische Indikation zu stellen, diese sach- und fachgerecht durchzuführen und einfache Komplikationen zu erkennen und zu beheben. Um auch dauerhaft eine qualitativ hochwertige Anwendungssicherheit zu erzielen, wächst inzwischen das Bewusstsein, dass die in der Ausbildung erworbene Kompetenzen während der jahrelangen Berufsausübung gefestigt, erhalten und regelmäßig theoretisch und praktisch aufgefrischt werden müssen (Lechleuthner et al., 2019, S. 668–670; Reifferscheid & Sander, 2021, S. 607–608).

2.2.2 Lebensgefahr & wesentliche Folgeschäden

Während der Begriff der Lebensgefahr nahezu auf der Hand liegt ist die Definition der wesentlichen Folgeschäden schon diffuser zu definieren. Bei Lebensgefahr spricht man in der Regel davon, dass eine Patientin oder ein Patient so schwer erkrankt, oder so schwere Verletzungen erlitten hat, dass eine eindeutige Wahrscheinlichkeit zum Sterben besteht. Bei den wesentlichen Folgeschäden ist es hingegen indifferent und kann aufgrund der Konjunktion gerade nicht mit dem Vorliegen eines lebensbedrohlichen Zustands gleichgesetzt werden (*Ausübung heilkundlicher Tätigkeiten durch Notfallsanitäter*, 21.04.2021).

Mit der Einführung des NotSanG hat sich der Deutsche Bundestag mit der Differenzierung des § 4 NotSanG befasst. Die Notfallsanitäter_Innen müssen im konkreten Einzelfall beurteilen, wie offensichtlich wesentliche Folgeschäden zu erwarten sind, um daraus die Erforderlichkeit geeigneter Maßnahmen abzuleiten. Diese Abwägung müssen sie in einer Risiko- Nutzen-abwägung durchführen und die Entscheidung voll verantworten (Lechleuthner & Neupert, 2021, S. 823). Ehlers et al. nähern sich dem Begriff ähnlich. Sie sehen wesentliche Folge-schäden ausdrücklich dann vorliegen, wenn die Patienten_Innen in einem solch bedrohlichem Zustand sind, dass ihnen nicht mehr zugemutet werden kann, bis zum Eintreffen ärztlicher Hilfe zu warten (Ehlers & Greuner, 2021, S. 306). Damit fällt auch die Schmerzlinderung unter das Abwenden von Folgeschäden (DBRD, 2021; Deutscher Bundestag, 2013).

2.3 Schmerzzustand & Analgesie

Schmerzzustände werden im Rettungsdienst in einem Großteil der Einsätze angetroffen und stellen dadurch den Rettungsdienst in der Vielschichtigkeit vor eine besondere Herausforderung. Je nach Studienlage wird in bis zu 54% aller Einsätze von den Patienten_Innen das Symptom Schmerz geäußert. Alleine schon aus mitmenschlichen Gesichtspunkten ist eine adäquate Behandlung daher nach dem Artikel 2 GG als indiziert. Hierbei bedeutet es insbesondere für das nichtärztliche Rettungsdienstpersonal, hier die Notfallsanitäter_Innen, dem medizinischen Handlungsdruck und Hilfeleistungswunsch durch die Patienten_Innen gerecht zu werden, als auch die rechtlichen Rahmenbedingungen zu beachten (Gnirke et al., 2019, S. 665–668). So konnten 2016 Bergrath et al. aus Aachen und Friesgaard et al. aus Aarhus, Dänemark feststellen, dass eine Verringerung von ≥ 2 NRS Punkten, bzw. eine Reduzierung unter 4 auf der NRS Skala als adäquate Verringerung des Schmerzzustandes beschrieben wurde (Brokmann et al., 2016, S. 1176–1179; Friesgaard et al., 2016, S. 539–541). Das Leiden verändert biochemisch und molekularbiologisch nervale Strukturen im zentralen Nervensystem und schädigt im Krankheitsverlauf zusätzlich. Durch die Ausschüttung von Katecholaminen befindet sich der Körper im Stresszustand, dies wiederum beeinflusst physiologisch die Vitalparameter, der Sauerstoffverbrauch steigt und Entzündungsreaktionen werden vom Körper in Gang gesetzt. Zudem ist ein lang anhaltender Schmerzzustand ein wesentlicher Risikofaktor für eine posttraumatische Belastungsstörung. Trotz dieser Klarheit erhält nur knapp die Hälfte der Patienten_Innen eine suffiziente Analgesie, obwohl es aus Patientensicht zu einer wesentlichen Maßnahme bei der eigenen Versorgung zählt (Beubler, 2020, S. 3–5; Häske et al., 2020, S. 137–139; Stork & Hofmann-Kiefer, 2009, 639-642). Von der rechtlichen Seite aus betrachtete Prof. Dr. Dr. Fehn schon 2017 die Problematik gutachterlich:

> Zu berücksichtigen ist hierbei auch, dass die Notfallsanitäter gemäß § 13 Abs. 1 StGB eine Garantenstellung gegenüber dem Schmerzpatienten Innen, aus der eine Garantenpflicht resultiert, alles tatsächlich Mögliche und rechtlich Zumutbare zum Schutz der Rechtsgüter „Leben" und „Gesundheit" zu unternehmen. Deshalb wird man von einem Notfallsanitäter (…) mit einer unmittelbar resultierenden Handlungs-kompetenz eine strafrechtliche Pflicht annehmen müssen, das erlernte Wissen zugunsten der vorgenannten Rechtsgüter des Patienten anzuwenden, um eine eigene Unterlassensstrafbarkeit (…) zu vermeiden. (…) Diese oben vorgestellte Abwägung (…) gerät aber freilich dann in Schieflage, wenn die Verabreichung des opioidhaltigen Medikaments durch den Notfallsanitäter nicht den Begründungsanforderungen des § 13 Abs. 1 BtMG genügt (…). Ging der Notfallsanitäter im konkreten Fall irrig von einer begründeten Verabreichung des opioidhaltigen Medikaments und dem Vorliegen der Voraussetzungen eines rechtfertigen Notstandes aus, handelt es sich um einen Fall des sog. Erlaubnistatbestandsirrtums (…) (Fehn, 2017, S. 455-456).

Fehn sieht die Notfallsanitäter_Innen dahingehend in einer besonderen Position helfen zu müssen, aber unter Bezugnahme von Analgetika nach dem Betäubungsmittelgesetz (BtMG) nicht helfen zu dürfen (ebd.).

Aus dem bereits andiskutierten Problem ergibt sich, dass die hochpotenten Analgetika großteils dem BtMG unterliegen und den Notfallsanitäter_Innen im Rahmen der ärztlichen Vorabdelegation über die ÄLRD nur sehr wenige wirksame Präparate zur Verfügung stehen. Die Bundesvereinigung der Arbeitsgemeinschaft der Notärzte Deutschlands (BAND) fordert insofern, dass es den Notfallsanitäter_Innen unter den Vorgaben des § 2a NotSanG, sowie im Sinne des § 4 II Nr. 1c und Nr. 2c NotSanG durch eine entsprechende Änderung des BtMG ermöglicht werden muss, Betäubungsmittel zu führen und zu verabreichen. Dafür sollen mit dem Hintergrund wissenschaftlicher Erkenntnisse bestehende rechtliche Hürden auf der einen Seite und berufsständische Vorbehalte auf der anderen Seite im Sinne einer sicheren und modernen Patientenversorgung aus dem Weg geräumt werden (Reifferscheid, 2021, S. 351–353). In einem nachfolgenden konstruierten Fallbeispiel nahe der Wirklichkeit, soll die Problemsituation anschaulich dargestellt werden.

3   Sachverhalt

Der Autor möchte anhand eines realitätsnahen Sachverhaltes die Grundlage für die weiteren Kapitel setzen, da er sehr ähnliche Fälle auf dem Rettungswagen (RTW) bereits selber mehrfach erlebt hat. Anhand des Fallbeispiels erfolgt im Weiteren eine strafrechtliche Bewertung und Analyse mit dem Schwerpunkt der BTM Gabe.

Einsatzmeldung/ Anfahrt

An einem warmen Sonntagnachmittag erfolgt gegen 14:30 Uhr die Alarmierung für den RTW mit dem Einsatzstichwort „gestürzter E-Bike-Fahrer". Der mit einem Notfallsanitäter und einer Rettungssanitäterin besetzte RTW trifft nach ca. fünf Minuten Fahrzeit am Einsatzort ein. Die Besatzung ist bei der Kommune verbeamtet und hat zusätzlich jeweils eine feuerwehr-technische Ausbildung. Auf dem Rettungswagen sind alle Medikamente nach dem Pyramidenprozess inkl. Morphin und Fentanyl für eine ärztliche Behandlung verlastet. Zwei Passanten übernehmen die Einweisung.

Situation am Notfallort/ Erstbefund

Der 28-jährige E-Bike-Fahrer liegt am Rand des Radweges auf der linken Körperseite, der Kopf ist mit einem äußerlich intakten Helm geschützt. Er gibt von starken Schmerzen geplagt an, dass er bei ca. 25km/h von seinem Handy abgelenkt wurde und vom Fahrbahnrand abgekommen ist. Darauf stürzte er auf seine rechte Körperseite. Beim Erzählen stützt er mit der linken Hand den rechten Arm. Seine Haut ist blass, das Gesicht schmerzverzerrt, an der Stirn imponieren Schweißperlen. Die Rettungssanitäterin fixiert den Kopf mit den Knien und legt das vollständige Basismonitoring an. Der Blutdruck beträgt 135/87 mmHG, die Herzfrequenz zeigt sich mit 110 Schlägen in der Minute. Die Sauerstoffsättigung liegt bei 99%.

Im EKG bildet sich ein Sinusrhythmus ab. Auf Nachfrage des Notfallsanitäters gibt der Patient an, dass ihm sein rechter Oberarm besonders starke Schmerzen bereitet und in das rechte Schlüsselbein zieht. Die anwesenden Passanten können den Ablauf bestätigen, eine Unfallbeteiligung vom Kopf ausschließen und zusichern, dass der Patient die gesamte Zeit ansprechbar war. Nach einer Eigen- und Fremdanamnese präsentiert sich somit ein gesunder junger Mann ohne Vorerkrankungen. Eine regelmäßige Medikamenteneinnahme und Allergien werden ebenso verneint. Im „Primary Survey" lässt sich keine kritische Blutung nach innen oder außen erkennen. Die Atemwerge sind frei, die Atemfunktion suffizient bei einer Atemfrequenz von 17 in der Minute. Der periphere Puls ist schnell und kräftig tastbar. Die Pupillen sind isokor und reagieren auf Lichteinfall seitengleich. Beim „Secondary Survey" wird ein ausführlicher Bodycheck durchgeführt, der Helm zusammen abgenommen und die Kleidung mit der Kleiderschere vorsichtig aufgeschnitten. Imponierend stellt sich eine Einzelverletzung am rechten Oberarm mit einer Stufenbildung am Humeruskopf dar. Eine einwandfreie Durchblutung, Motorik und Sensibilität distal der Frakturstelle ist jeweils als nicht ausreichend zu bewerten. Der Patient wird dennoch als nicht kritisch eingestuft.

Verdachtsdiagnose

Der Notfallsanitäter erhebt aufgrund der Befunde die Verdachtsdiagnose Oberarmfraktur rechts, DD Schlüsselbeinfraktur rechts.

Durchgeführte Maßnahmen

Der Notfallsanitäter informiert seine Kollegin, dass er gerne einen Zugang legen, den Arm reponieren und den Patienten komplett in einer Vakuummatratze schienen möchte. Im Anschluss erklärt der Notfallsanitäter dem Patienten den weiteren Ablauf und bittet um eine Einwilligung zum Legen eines Venenkatheters. Dabei erläutert er die Qualifikation, Risiken der Maßnahme, Erfolgsaussichten und nicht vorhandene Alternativen. Bei der Erklärung hält der Patient den linken Arm hin und stöhnt weiter vor Schmerzen. Daraufhin legt der Notfallsanitäter einen G18 Venenkatheter auf dem linken Handrücken und schließt eine Infusion an. Im Anschluss versucht das Team den Patienten auf eine Vakuummatratze umzulagern. Der Patient äußert dabei noch nie dagewesene Schmerzen und bittet um Schmerzmittel. Der Notfallsanitäter entscheidet sich für die Gabe von dem Betäubungsmittel Fentanyl, um dem Patienten die starken Schmerzen zu nehmen. Nach Aufklärung und Einwilligung verabreicht der Notfallsanitäter langsam fraktioniert 80µg von den insgesamt 100µg Fentanyl. Der Patient schläft kurze Zeit später ein und wird in der Vakuummatratze immobilisiert. Dabei lässt sich der Arm ohne Hindernisse reponieren und fixieren. Die Besatzung transportiert den Patienten nach telefonischer Voranmeldung in das nächstgelegene regionale Traumazentrum zur ärztlichen Weiterbehandlung.

Transport und Übergabe

Der Transport dauert 13 Minuten und verläuft ohne besondere Vorkommnisse. Der Patient ist bei der Übergabe in der Notaufnahme an den Facharzt der Unfallchirurgie sediert und atmet suffizient. Die Vitalparameter sind weiterhin stabil. Bevor der Notfallsanitäter seine Übergabe beginnen kann, fragt der Unfallchirurg, wo der Notarzt ist und bittet um eine ärztliches Fachgespräch. Nach der Aufklärung des Sachverhaltes und der fachlichen Übergabe kündigt der Unfallchirurg an, sich beim ÄLRD zu beschweren und bei der Polizei eine Anzeige wegen Verstoß gegen das HeilPrG und BtMG aufzugeben. Nach zwei Wochen wird der Notfallsanitäter von seinem Wachleiter aufgefordert, zu dem Einsatz eine Stellungnahme zu schreiben und sein Handeln zu begründen. Der ÄLRD möchte ihm zudem die Delegationsurkunde aberkennen.

4 Strafrechtliche Herausforderungen

Im folgenden Kapitel wird die komplexe Situation aus dem beschriebenen Fallbeispiel in Kapitel 3 ausschließlich strafrechtlich betrachtet, bewertet und analysiert. Der Autor stellt sich in dem Zusammenhang die nachstehenden Fallfragen:

1. Könnte sich der Notfallsanitäter nach dem § 5 HeilPrG strafbar gemacht haben?
2. Ist es denkbar, dass der Notfallsanitäter eine Garantenstellung inne gehabt hat?
3. Könnte sich der Notfallsanitäter nach §§ 13, 340 StGB strafbar machen?
4. Ist es möglich, dass der Notfallsanitäter gegen das BtMG verstoßen hat?

Aus der Problemstellung des Sachverhaltes ergeben sich mehrere Gesichtspunkte, die nun chronologisch zusammengefasst und im Anschluss in Anlehnung an die juristische Gutachtenmethodik analysiert werden sollen. Der Patient ist als E-Bike-Fahrer gestürzt und hat sich dabei eine schwere Verletzung im Bereich des rechten Oberarms mit Beteiligung des Schlüsselbeins hinzugezogen. Nach kurzer Zeit trifft ein RTW mit einem Notfallsanitäter und einer Rettungssanitäterin ein. Beide sind vom Status her verbeamtet. Auf dem RTW sind alle Medikamente nach dem Pyramidenprozess inklusive Morphin und Fentanyl verlastet. Die BTM Gabe ist primär Ärzten_Innen vorbehalten. Nach einem Primary und Secondary Assessment ist der Patient von den Vitalwerten als stabil und nicht kritisch vom Notfallsanitäter bewertet worden. Vorerkrankungen und Allergien können verneint werden. Der Patient äußert den Wunsch, ein Schmerzmittel gegen die unerträglichen Schmerzen zu bekommen und willigt in einen intravenösen Zugang und in die Gabe von Schmerzmittel durch den Notfallsanitäter ein. Als geeignetes Schmerzmittel wählt der Notfallsanitäter Fentanyl aus, welches unter das BtMG fällt und verabreicht dieses ohne Anwesenheit eines Arztes. Aus diesem Grund lässt sich der Arm reponieren, die Durchblutung wieder herstellen und eine Transportfähigkeit des Patienten herstellen. Der Unfallchirurg sieht eine Kompetenzüberschreitung des Notfallsanitäters und beschwert sich bei dem zuständigen ÄLRD. Zudem erstattet er eine Strafanzeige wegen Verstöße gegen das HeilPrG und BtMG.

4.1 Tatbestand

Fraglich ist in dem Gesamtkontext, ob sich der Notfallsanitäter nach Recht, Gesetz und Rechtsprechung verhalten hat, oder seine Kompetenzen schuldhaft überschritten hat.

4.1.1 § 5 HeilPrG - Ausübung der Heilkunde

Der Notfallsanitäter könnte aufgrund des Legens eines intravenösen Zugangs und dem Verabreichen eines Medikaments gegen den § 5 HeilPrG verstoßen haben.

Die objektiven Tatbestandsmerkmale gem. § 5 HeilPrG setzen sich aus Heilkunde, Arzt und berufsmäßiger Ausübung zusammen.

Als Heilkunde ist hierbei jede berufs- oder gewerbsmäßig vorgenommene Tätigkeit zur Heilung oder Linderung von Leiden oder Körperschaden bei Menschen zu verstehen.

Eine Ärztin bzw. Arzt ist indes eine medizinisch ausgebildete Person, die zur Ausübung der Heilkunde zugelassen ist. Dabei gelten das Erkennen, die Behandlung und die Nachsorge von Krankheiten als essenziell, um Leiden oder gesundheitliche Beeinträchtigungen abzuwenden.

Unter berufsmäßiger Ausübung versteht sich, wer eine Tätigkeit nicht nur als kurzfristig beschäftigt ausführt, sondern damit seinen Lebensunterhalt sichert und diese tatsächlich auch durchführt und die Verantwortung übernimmt.

Der verbeamtete Notfallsanitäter hat in dem vorliegenden Fall zunächst die Notwendigkeit zur Durchführung invasiver Maßnahmen im Rahmen seiner Berufsausübung überprüft. Anschließend hat er mit der Absicht gehandelt, dem Patienten die Schmerzen zu nehmen um das Leiden zu lindern. Auch wenn der Notfallsanitäter über eine dreijährige Ausbildung verfügt und er mit dem Bestehen der staatlichen Prüfung nach § 4 NotSanG umfangreiche Kompetenzen nachgewiesen hat, so ist er dennoch kein approbierter Arzt, oder ihm formell gleichgestellt. Mit dem Ziel der Heilung, oder zu mindestens einer Linderung des Leidens erfordert tiefgreifende medizinische Fachkenntnisse, über die in der Regel nur eine Ärztin bzw. ein Arzt verfügt. Gleichwohl hat er mit dem Legen des intravenösen Zugangs und dem Verabreichen eines Medikamentes ärztliche Aufgaben übernommen.

Als Zwischenfazit sind somit die objektiven und subjektiven Tatbestandsmerkmale gem. §5 HeilPrG erfüllt.

4.1.2 §§ 13 I, 29 I Nr. 6b BtMG - Abgabe und Straftat

Der Notfallsanitäter könnte sich zudem gemäß §§ 13 I, 29 I Nr. 6b BtMG strafbar gemacht haben. Eine Strafbarkeit könnte nach dem Sachverhalt daraus möglich sein, dass er entgegen des § 13 I BtMG dem Patienten Fentanyl verabreicht hat.

Bei Fentanyl handelt es sich um ein hoch potentes Analgetikum, welches in der Anlage III des BtMG gelistet ist. Gemäß §§ 13 I, 29 I Nr. 6b BtMG dürfen Betäubungsmittel nach der Liste nur von Ärzten, Zahnärzten und Tierärzten verschrieben und im Rahmen einer ärztlichen Behandlung verabreicht, oder einem anderen zum unmittelbaren Verbrauch überlassen werden, wenn die Anwendung am oder im menschlichen bzw. tierischen Körper begründet und indiziert ist. Eine Anwendung ist insbesondere dann nicht begründet und steht unter Strafe, wenn der beabsichtigte Zweck auf andere Weise erreicht werden kann. Es liegt dabei auf der Hand, dass ein Notfallsanitäter einem Arzt nicht gleichgestellt ist.

Es stellt sich weiter die Frage, ob das Verabreichen von Fentanyl bei dem Patienten eine Verabreichung im Rahmen einer ärztlichen Behandlung charakterisiert und es tatsächlich notwendig war, ein Betäubungsmittel zu verabreichen. Eine „ärztliche Behandlung" im Sinne vom § 1 HeilPrG ist jede vorgenommene Tätigkeit zur Heilung oder Linderung von Krankheiten, Leiden oder Körperschäden beim Menschen, auch wenn sie im Dienste von anderen ausgeübt wird. Hierbei ist der Notfallsanitäter unter dem Begriff „von anderen" zu verstehen. Das medizinische Hilfs- bzw. Assistenzpersonal stellt im Allgemeinen der Gesamtbetrachtung des Kontextes den verlängerten Arm des Arztes dar. Vorliegend ist das Fentanyl zwar auf dem Rettungswagen verlastet, aber nur für eine ärztliche Behandlung vorgesehen und den Notfallsanitätern_Innen primär nicht erlaubt zu verabreichen. Zudem stellt sich die Frage, ob nicht auch das Medikament „Ketanest", welches unter den Pyramidenprozess fällt und ebenso zu den hoch potenten Analgetika zählt, einer Alternative gewesen wäre. Da sich der Notfallsanitäter für Fentanyl entschieden hat, handelt er eigenverantwortlich und vorsätzlich. Man kann davon ausgehen, dass er aufgrund seiner Ausbildung die Vor- und Nachteile abgewogen hat und sich ganz bewusst Fentanyl fraktioniert verabreicht hat. Eine Rettungssanitäterin kann aufgrund ihrer Ausbildung hierbei nur bedingt den gesamten Kontext bewerten.

Schlussfolgernd hat sich der Notfallsanitäter ohne konkrete Anweisung, auch nicht telefonisch, zu dem Applizieren eines BTM entschieden und entgegen des §§ 13 I, 29 I Nr. 6b BtMG gehandelt. Die subjektiven und objektiven Tatbestände gelten dahingehend als erfüllt.

4.1.3 §§ 223 I, 13 I StGB - Körperverletzung durch Unterlassen

Weiterhin ist an gegebener Stelle anzudiskutieren, welche strafrechtlichen Folgen eingetreten wären, wenn der Notfallsanitäter keine bzw. keine adäquate Analgesie durchgeführt hätte.

Der Notfallsanitäter könnte eine Körperverletzung durch Unterlassen als unechtes Unterlassungsdelikt begehen, wenn er dem Patienten, trotz ausdrücklichem Wunsch danach, kein Schmerzmittel verabreicht und eine Reponierung der Fraktur unterlässt. Folglich nimmt er aufgrund seiner Ausbildung, die mit einer staatlichen Prüfung erfolgreich beendet wurde, weitere wesentlichen Folgeschäden des Patienten billigend in Kauf.

Dann müsste der tatbestandliche Erfolg in Form einer körperlichen Misshandlung bzw. Gesundheitsschädigung eingetreten sein, indem der Patient erhebliche zusätzliche Schmerzen hätte erdulden müssen. Zugleich könnte eine fehlende Durchblutung aufgrund der Humerusfraktur dazu führen, dass prospektiv Folgeschäden zu erwarten sind. Mithin wäre der tatbestandliche Erfolg gem. § 223 I StGB eingetreten.

Weiter ist fraglich, ob sich der Notfallsanitäter in dem vorliegeneinen Sachverhalt in einer Garantenpflicht gem. § 13 StGB als Beschützergarant befunden haben könnte, was eine besondere Pflichtenstellung auf tatbestandlicher Ebene voraussetzt, um das Rechtsgut Gesundheit gegen Gefahren aus allen Richtungen zu schützen. Ergänzend müsste der Notfallsanitäter die zur Erfolgsabwehr objektiv dringliche Handlung, bei tatsächlicher Möglichkeit der Durchführung, unterlassen haben. Grundsätzlich macht sich jemand strafbar, der es unterlässt, einen Erfolg abzuwenden, wenn er bzw. sie zu dem Zeitpunkt rechtlich dafür einzustehen hat. Gleichlaufend muss das Unterlassen der Verwirklichung des gesetzlichen Tatbestandes durch ein Tun entsprechen. Die Entsprechungsklausel, also die in Fachkreisen sogenannte Modalitätenäquivalenz, bedeutet die Entsprechung von dem Unterlassen als solches mit der Verwirklichung des Tatbestandes durch ein Tun. Ferner ist gemäß § 13 I StGB erforderlich, dass der Notfallsanitäter für den Erfolgseintritt einzustehen hat, dass ihn somit eine sogenannte Garantstellung zur Verhinderung der beim Patienten eingetretenen Körperverletzung trifft. Der Notfallsanitäter muss in dem tatsächlichen Fall über das Wissen, Beherrschen und die tatsächliche Möglichkeit der Erfolgsabwendung innehaben. In dem Sachverhalt ist der staatlich geprüfte Notfallsanitäter mit seiner Kollegin und einem Rettungswagen zu dem Patienten alarmiert worden. Da dies jeweils zutrifft, muss er alles ihm zumutbare unternehmen, um das Leiden im Schmerzzustand und wesentliche Folgeschäden aufgrund der fehlenden bzw. unzureichenden Durchblutung des rechten Arms von dem Patienten abwenden. Dabei muss der Notfallsanitäter alle erlernten und beherrschten Fertigkeiten in vollem Umfang, explizit hier auch die invasiven Behandlungsmethoden nach dem Pyramidenprozess, anwenden, um der Garantenpflicht zu genügen. Ein pflichtwidriges Verhalten mit dem Unterlassen einer (bedarfsgerechten) Analgesie und das auf diese Weise unmöglich werdende Reponieren stehen kausal zusammen. Ein Unterlassen, oder eine inadäquat durchgeführte Analgesie ist für den Erfolgseintritt kausal, wenn die objektiv gebotene Handlung nicht hinzugedacht werden kann, ohne dass der tatbestandliche Erfolg mit an Sicherheit grenzender Wahrscheinlichkeit entfiele. Somit ist der Erfolgseintritt dem Notfallsanitäter in dem Obhutsverhältnis auch objektiv zurechenbar.

Zuletzt entspricht die Körperverletzung durch Unterlassen vorliegend auch einer solchen durch aktives Tun, so dass der objektive Tatbestand insgesamt erfüllt ist. Der Notfallsanitäter müsste auch den subjektiven Tatbestand erfüllt, also vorsätzlich gehandelt haben. Vorsatz verlangt den Willen zum Untätigbleiben in Kenntnis aller objektiver Tatbestandsmerkmale und dem Bewusstsein, dass die Vornahme der zur Erfolgsabwehr gebotene Handlung möglich ist. Vorliegend wurde der Notfallsanitäter von dem Patienten explizit darum gebeten ein Schmerzmittel zu bekommen. Ohne diesem Wunsch nachzukommen ist ein Vorsatz naheliegend und der Notfallsanitäter erfüllt in seiner Position durch das Unterlassen der Durchführung einer invasiven Maßnahme den objektiven Tatbestand eines unechten Unterlassungsdelikts. Hierbei in Verbindung mit dem § 223 StGB. Überdies ist hier auch die subjektive Tatbestandsvoraussetzung als erfüllt anzusehen, falls der Notfallsanitäter dem Wunsch nach Schmerzmittel vorsätzlich nicht nachgekommen wäre, obwohl es ihm in der Situation zuzumuten gewesen wäre und ebenso keine Ärztin bzw. Arzt hinzugezogen hätte.

4.1.4 §§ 340 I, 13 I StGB - Körperverletzung im Amt durch Unterlassen

Obendrein ist anzudiskutieren, welche strafrechtlichen Folgen aufgrund seines Beamtenstatus eingetreten wären, wenn der Notfallsanitäter keine bzw. keine adäquate Analgesie durchgeführt hätte.

Der Notfallsanitäter könnte sich wegen einer Körperverletzung im Amt gem. § 340 StGB durch Unterlassen gem. § 13 StGB strafbar gemacht haben, wenn er als Amtsträger in Ausübung seines Berufs als verbeamteter Brandmeister und in dem Einzelfall als ausgebildeter Notfallsanitäter keine (bedarfsgerechte) Analgesie durchgeführt hätte. Fraglich ist zudem, ob sich der Notfallsanitäter neben der Tatbestandsmäßigkeit nach §§ 223 I, 13 I StGB zusätzlich zu verantworten hat.

Die objektiven Tatbestandsvoraussetzungen der Körperverletzung im Amt bestehen zunächst aus dem Vorliegen einer Amtsträgerschaft und der gegenständlichen Ausübung. Nach § 11 I Nr. 2a StGB sind Amtsträger Beamte bzw. Richter, oder Personen, die nach Nr. 2b in einem sonstigen öffentlich-rechtlichen Amtsverhältnis stehen. Verbeamtete Brandmeister haben sich freiwillig unter förmlicher Berufung in ein vom Staat begründetes öffentlich-rechtliches Gewaltverhältnis begeben, das für die Beamtin bzw. den Beamten eine Pflicht zu Diensten und Treue und für den Staat eine Schutz- und Unterhaltspflicht begründet. Genau jenen Beamten_Innen sind hoheitliche Aufgaben zum Schutz der öffentlichen Sicherheit und des öffentlichen Lebens übertragen worden. Ralf Fischer sagte bereits 2011 im Zusammenhang mit der Verletzung von Privatgeheimnissen dazu:

> „Bei Feuerwehrangehörigen, gleich ob hauptberuflich oder ehrenamtlich, handelt es sich um Amtsträger im Sinne des § 203 Abs. 1 Nr. 1 StGB. Denn nach § 11 Abs. 1 Nr. 2 ist Amtsträger, wer a) Beamter oder Richter ist oder b) in einem öffentlich-rechtlichen Amtsverhältnis steht. Feuerwehrtechnische Beamte fallen unter Buchstabe a, während Angestellte im Rettungsdienst (…) unter Buchstabe b fallen" (S. 179-181).

Brandmeister sind daher als Beamte im Sinne von § 11 I Nr. 2a StGB, auch wenn sie im Einzelfall nicht im feuerwehrtechnischen Dienst, sondern im Rettungsdienst als Notfallsanitäter eingesetzt werden. Bei der Alarmierung ist von einer expliziten Ausübung auszugehen. Somit ist der verbeamtete Notfallsanitäter ein Amtsträger im Sinne des § 11 I Nr. 2a StGB und kann somit nach objektiver Tatbestandsmäßigkeit eine Körperverletzung im Amt nach § 340 I StGB begehen. Zudem konnte bereits festgestellt werden, dass der Notfallsanitäter in dem Sachverhalt eine Garantenstellung nach § 13 StGB inne hat und ihm zuzumuten ist, nach bestem Wissen und Gewissen all seine erlernten und beherrschten Fertigkeiten in vollem

Umfang anwenden, um der Garantenpflicht dem Patienten gegenüber vollumfänglich nachzukommen.

Zusammenfassend sind damit alle objektiven Tatbestandsvoraussetzungen als gegeben anzusehen. Die subjektiven Tatbestandsmerkmale sind auch hier ebenfalls erfüllt, da der Notfallsanitäter die Analgesie vorsätzlich unterlassen hätte.

4.1.5 § 323c StGB - Unterlassene Hilfeleistung

Fraglich ist überdies, ob sich der Notfallsanitäter zudem wegen einer unterlassenen Hilfeleistung gem. § 323c StGB strafbar gemacht hätte, wenn er kein Schmerzmittel gegeben hätte. Der Notfallsanitäter könnte sich wegen unterlassener Hilfeleistung schuldig machen.

Hierbei handelt es sich um ein vorsätzliches echtes Unterlassungsdelikt, der § 13 StGB mit der Erforderlichkeit eines Garanten würde in der Folge keine Anwendung mehr finden. Im Sinne des § 323c StGB muss zur Erfüllung einer Tatbestandsmäßigkeit ein Unglücksfall oder eine Gefahrenlage bestehen. Dabei geht man von einem plötzlich eingetretenen Ereignis aus, welches im Weiteren eine erhebliche Gefahr für ein Individualrechtsgut entstehen lässt. In dem Verständnis ist der Unfall des E-Bike-Fahrers, die daraus resultierenden plötzlich aufgetretenen und noch nie dagewesenen Schmerzen in einem Unglücksfall nach § 323c I StGB begründet. Das verletzte Rechtsgut ist die körperliche Unversehrtheit nach Art. 2 II GG. Darüber hinaus muss der Notfallsanitäter aktiv eine erforderliche Hilfe unterlassen haben, das aus objektiver Sicht geeignet und ihm den Umständen nach zuzumuten gewesen wäre, um eine Verletzung des vom Unglücksfall bedrohten Rechtsgut zu verhindern, oder zumindest substanziell zu mindern. Durch die Gabe von Schmerzmittel ist diese Minderung objektiv grundsätzlich möglich. Schwerwiegend ist dabei, dass der Notfallsanitäter erlernt hat, mit solchen Situationen umzugehen. Die Hilfe ist ihm demzufolge möglich und ohne erhebliche eigene Gefahr zumutbar. Gleichwohl ist hier ebenso der subjektive Tatbestand erfüllt, da er sich nach dem Wunsch des Patienten aktiv dagegen entschieden hätte. Auch ohne expliziten Wunsch wäre ein Vorsatz anzunehmen, da die körperlichen Signale des Patienten eindeutig waren.

Als Fazit vom Tatbestand lässt sich zusammenfassen, dass alle Tatbestände mit ihren objektiven und subjektiven Tatbestandsvoraussetzungen grundsätzlich bejaht werden können. Nachfolgend muss eine Prüfung erfolgen, ob es Rechtfertigungsgründe gibt, die eine weitere Strafverfolgung aushebeln.

4.2 Rechtswidrigkeit

In diesem Kapitel soll nachgegangen werden, ob der Notfallsanitäter Rechtfertigungsgründe für sein Handeln anbringen kann, damit von einer weiteren Strafverfolgung abgesehen werden könnte.

4.2.1 § 228 StGB - Einwilligung

Der Notfallsanitäter hat den Patienten in dem bezeichneten Sachverhalt vor dem Legen des intravenösen Zugangs aufgeklärt und um eine Einwilligung gebeten. Dazu werden in § 630e I BGB die Aufklärungspflichten von dem Behandelnden und dem Patienten dargelegt:

> Der Behandelnde ist verpflichtet, den Patienten über sämtliche für die Einwilligung wesentlichen Umstände aufzuklären. Dazu gehören insbesondere Art, Umfang, Durchführung, zu erwartende Folgen und Risiken der Maßnahme sowie ihre Notwendigkeit, Dringlichkeit, Eignung und Erfolgsaussichten im Hinblick auf die Diagnose oder die Therapie.

Weiter heißt es, dass die Aufklärung durch den Behandelnden mündlich erfolgen muss und so rechtzeitig erfolgen soll, dass der Patient Zeit hat eine wohlüberlegte Einwilligung zu treffen, oder die Behandlung auch abzulehnen. Zudem wird im § 228 StGB erläutert: „Wer eine Körperverletzung mit Einwilligung der verletzten Person vornimmt, handelt nur dann rechtswidrig, wenn die Tat trotz der Einwilligung gegen die guten Sitten verstößt." Der Notfallsanitäter ist seinen Informationspflichten nach § 630c BGB nachgekommen, sodass es zu einer rechtmäßigen Aufklärung gekommen ist. Daran angeschlossen gab es eine konkludente Einwilligung, indem der Patient den Arm mit schmerzverzerrtem Gesicht hingehalten hatte. Aus dem Sachverhalt und nach dem Eindruck aus der Anamneseerhebung kann davon ausgegangen werden, dass der Patient einwilligungsfähig war und in beide Maßnahmen rechtmäßig einwilligte. Eine Einwilligung des Verletzten nimmt einer Körperverletzung im Verständnis eines ärztlichen Heileingriffs folgerichtig grundsätzlich die Rechtswidrigkeit, da das Selbstbestimmungsrecht über den eigenen Körper bei einer vorsätzlichen Körperverletzung maßgebend ist. Eine Sittenwidrigkeit kann vorliegend zudem ausgeschlossen werden.

4.2.2 § 2a NotSanG - „Heilkundekompetenz"

Weiter gilt es zu prüfen, ob mit dem § 2a NotSanG ein rechtswidriges Ausüben der Heilkunde nach § 5 HeilPrG zu rechtfertigen ist. Auf den Sachverhalt bezogen, bedeutet der § 2a NotSanG, dass der Notfallsanitäter im Sachverhalt die erlernten und beherrschten Maßnahmen aus seiner Ausbildung vornehmen darf, wenn und solange diese jeweils erforderlich sind, um Lebensgefahr oder wesentliche Folgeschäden vom Patienten, hier der gestürzte E-Bike-Fahrer, abzuwenden. Ein Verstoß gegen das HeilPrG ist damit ausgeschlossen, wenn die Voraussetzungen aus der Norm vorliegen und eingehalten werden. Daraus ist rückzuschließen, dass die Anforderungen, tätig zu werden, deutlich gestiegen sind. Es besteht sogar eine Pflicht zur Ausübung der Heilkunde bei vorliegender (möglicher) Lebensgefahr. Bei einer Verurteilung aufgrund einer Nichtausübung der Heilkundekompetenz obliegt es gar den Gerichten, über ein Berufsverbot nach § 70 StGB zu entscheiden. Es ist mithin entbehrlich, sich anderweitig als über § 2a NotSanG bei korrekter Durchführung einer heilkundlichen Maßnahme zu argumentieren, da die Maßnahmen Teil der erlernten Berufsausübung sind (Dörrenbächer & Singler, 2021, S. 508; Lechleuthner & Neupert, 2021, S. 823–825; Reifferscheid & Sander, 2021, S. 607; Steenberg, 2021, S. 240–242). Mit dem § 2a NotSanG verfügen die Notfallsanitäter_Innen somit über eine explizite Erlaubnis zur Durchführung heilkundlicher Maßnahmen außerhalb vom § 4 II Nr. 2c NotSanG. Dieses Heilkundeprivileg gibt den Notfallsanitäter_Innen eine rechtssichere gesetzliche Lösung an die Hand (Ehlers & Greuner, 2021, S. 306).

Der Notfallsanitäter braucht in dem beschrieben Sachverhalt diesbezüglich keinen Rechtfertigungsgrund zur Durchführung des intravenösen Zugangs am Handrücken des Patienten, da er von Gesetz her nach der Norm des § 2a NotSanG im offenkundigen Einzelfall zur Ausübung der Heilkunde verpflichtet und berechtigt ist. Zudem liegt eine rechtmäßige Einwilligung vor.

Nach den voran gegangen Prüfungen sind die Verstöße gegen § 223 StGB und § 5 HeilPrG gerechtfertigt. Anders sieht es bei der Gabe des Fentanyl aus, dass unter der Anlage III des BtMG erfasst ist. Die Behandlung von Schmerznotfällen mittels Opioiden dürfte in der Regel davon nicht erfasst sein (Wissenschaftlicher Dienst, 2021, S. 11).

Insofern sind noch der Verstoß gegen §§ 13 I, 29 I Nr. 6b BtMG, sowie die Unterlassungsstraftaten nach § 13 StGB auf ihre Rechtfertigungsgründe zu prüfen.

4.2.3 § 34 StGB - Rechtfertigender Notstand

Bezogen auf den Tatbestand eines Verstoßes gegen §§ 13 I, 29 I Nr. 6b BtMG bleibt eine Rechtfertigung bislang noch offen, da der § 2a NotSanG keine greifbare Erlaubnis zur Verabreichung von Betäubungsmitteln darstellt, auch wenn Betäubungsmittel im Pyramidenprozesses aufgelistet sind und somit eine Ausbildungsgrundlage darstellen.

Die in Anlage III bezeichneten Arzneimittel dürfen gem. § 13 I BtMG nur von Ärztinnen und Ärzten verabreicht werden. Für Notfallsanitäter_Innen kommt im Rahmen einer eigenverantwortlichen Tätigkeit eine Rechtfertigung nach § 34 StGB ausschließlich nur in Betracht, wenn der Schmerzzustand nicht durch andere Medikamente beherrschbar ist. Erst in diesem Fall ist die Behandlung mit einem opioidhaltigen Schmerzmittel im Sinne der §§ 13 I, 29 I Nr. 6b BtMG begründet und mittels dem Rechtfertigendem Notstand zu entlasten. Diese Ausnahmen sind aufgrund des Schutzzwecks des Betäubungsmittelrechts als restriktiv zu handhaben. Hingegen wäre selbst bei einem Erlaubnistatbestandsirrtum oder Verbotsirrtum nach §§ 16, 17 StGB möglich, wenn es sich um einen unvermeidbaren Irrtum handeln würde. Schlussfolgernd liegt, ohne die ausdrückliche Freigabe eines ÄLRD, bei Verabreichung eines opioidhaltigen Medikaments keine Rechtssicherheit vor. Neben der Gabe von Fentanyl bei dem E-Bike-Fahrer sind potentielle Unterlassungsdelikte ebenso ohne Rechtfertigung. Eine Rechtfertigung für ein potentielles Ausbleiben einer Analgesie kann als nicht gegeben angesehen werden.

4.3 Schuld

4.3.1 Schuldausschließungsgründe

Aus dem dargestellten Sachverhalt im Kapitel 3 lassen sich keine Schuldausschließungsgrüne i.S.v. §§ 16, 17 StGB erkennen.

4.3.2 Entschuldigungsgründe

Auch sind keine Entschuldigungsgründe i.S.v. §§ 33, 35 StGB zu konstatieren.

5 Diskussion

In der vorliegenden Hausarbeit wurde anhand eines realistischen Sachverhaltes eine Fallanalyse in Anlehnung an die juristische Gutachtermethodik durchgeführt. Die Erwartungen des Autors waren dabei, anhand eines Traumapatienten die rechtlichen Herausforderungen beim Durchführen einer heilkundlichen Maßnahme und der Gabe eines Opiates zur Analgesie darzustellen und zu spezifizieren. Dazu wurden zur Entlastung des Notfallsanitäters mögliche Straftatbestände durch Unterlassen bzw. die unterlassene Hilfeleistung durchgeprüft, sodass ein zwingendes Handeln von ihm in der Situation gefordert wurde. Ein reines Unterlassen einer Analgesie hätte zu weitreichenden strafrechtlichen Konsequenzen geführt.

Die weitere Professionalisierung der Notfallsanitäter_Innen hat seit 2014 zu einem großen Kompetenzgewinn und einer enormen Zunahme der Verantwortung gegenüber den Patienten_Innen geführt. Mit Hilfe des Pyramidenprozesses sind deutschlandweit einheitlich 15 invasive Maßnahmen und 25 Medikamente inkl. Opiate aufgelistete, die die Notfallsanitäter_Innen in der Ausbildung erlernen und das Beherrschen mit dem Ablegen der staatlichen Prüfung beweisen müssen. In der späteren Berufsausübung sahen sich die Notfallsanitäter_Innen insbesondere bis Anfang 2021 vor der rechtlichen Herausforderung, wie sie sich verhalten sollen, wenn sie Patienten_Innen in einer akuten Notsituation antreffen, wo keine vorgegebene Standardarbeitsanweisung zutrifft. Zugleich führte ein Verbot von Erlernten SAA oder eine sehr restriktiv angesetzte Dosierung von Notfallmedikamenten zu Unsicherheiten. Der Bundesrat äußerte sich dazu, dass das NotSanG ein Ausbildungsgesetz ist und nicht die Befugnisse zur Ausübung der Heilkunde normiert (Entwurf eines Gesetzes zur Änderung des Notfallsanitätergesetzes, 2019/Drucksache 428/19, S. 1–2). Die Notfallsanitäter_Innen haben im Einsatz aber dennoch als Beschützergarant eine besondere Garantenpflicht, in der sie ein spezielles Obhutsverhältnis gegenüber den Patienten_Innen haben (*BGH Beschluss,* 25.04.2001; T. Fischer, 2021, S. 100). Sie haben daher eine umfassende notfallmedizinische Handlungskompetenz und die Pflicht über das normale Maß hinaus, Gefahren von ihren Patienten_Innen abzuwenden (Lechleuthner & Neupert, 2021, S. 824; Weise & Koch, 2020, S. 228–231). Wenn sie dieser Pflicht nicht nachkommen, verstoßen sie insbesondere gegen den Tatbestand §§ 223 I, 13 I StGB und strafverschärfend gegen §§ 340 I, 13 I StGB. Zugleich könnte unter gewissen Umständen auch § 323c StGB alternativ in Betracht kommen. Diese Gesamtkonstellation kann von den Gerichten auch gemeinsam betrachtet werden und es kommt zu einer Strafverschärfung vor allem nach §§ 340 I, 13 I StGB. Für derartige Unterlassungsdelikte wird es i.d.R. keine offensichtlichen Rechtfertigungs-, Schuldausschließungs-, oder Entschuldigungsgründe geben, sodass die Notfallsanitäter_Innen das Verhalten strafrechtlich zu verantworten haben und mit dementsprechenden strafrechtlichen Konsequenzen rechnen müssen. Obendrein kommen arbeits- und zivilrechtliche Ansprüche und Konsequenzen hinzu, die hier aufgrund von dem beschränktem Umfang nicht weiter diskutiert werden konnten.

Gleichzeitig hat das nichtärztliche Rettungsdienstpersonal, hier insbesondere die Notfallsanitäter_Innen genannt, jahrelang gegen § 5 HeilPrG verstoßen, wenn sie im Einsatz eine eigenverantwortliche Maßnahme nach § 4 II Nr. 1c NotSanG ausgeführt haben und die ärztliche Vorabdelegation nach § 4 II Nr. 2c NotSanG verlassen haben. Erst mit der Ergänzung des § 2a NotSanG haben die Notfallsanitäter_Innen eine explizite Heilkundekompetenz zugesprochen bekommen, wenn sie die Maßnahme in dem expliziten Einzelfall erlernt haben und beherrschen, um eine Lebensgefahr oder wesentliche Folgeschäden abzuwenden. Diese Novellierung ist bis heute nicht bei allen Notfallsanitätern_Innen angekommen. (Bellardita, 2021, S. 95; DBRD, 2021; Dörrenbächer & Singler, 2021, S. 508; Steenberg, 2021, S. 240–242). Aus diesem Grund soll diese Hausarbeit ihren Beitrag zur Aufklärung leisten.

Anders sieht es dennoch bei der eigenverantwortlichen Gabe von Opiaten aus, wenn diese auf den RTW für die Ärzte_Innen vorgehalten werden. Auch wenn Opiate Teil der Berufsausbildung von Notfallsanitätern_Innen sind und auch hier das Beherrschen in der staatlichen Prüfung nachgewiesen werden muss, so gibt es dennoch keinen rechtmäßigen Erlaubnistatbestand zur eigenverantwortlichen Analgesie mit Opiaten. Augenscheinlich hat dies der Deutsche Bundestag erkannt und bereits im Jahr 2021 den Wissenschaftlichen Dienst zu einer diesbezüglichen Ausarbeitung aufgefordert. Darin lehnt der Wissenschaftliche Dienst nach derzeitiger Rechtslage die eigenverantwortlichen Gabe von Opioiden durch Notfallsanitäter_Innen ab und schlagen unmissverständliche Lösungen der erkennbaren Problematik vor. Dennoch gibt es bereits Bundesländer wie Bayern und Berlin, sowie vereinzelte Landkreise, wo die Gabe von Opioiden durch die Notfallsanitäter_Innen bereits durch die ÄLRD mittels SAA erlaubt worden ist. Da der Notfallsanitäter in dem Sachverhalt aus Kapitel 3 nicht bei einem Rettungsdienstträger arbeitet, der den Umgang mit Opioiden erlaubt, ist nicht nur der Tatbestand, sondern auch die Rechtswidrigkeit in dem unzweideutigen Fall zu bejahen. Mit Ketamin hätte es ein alternatives und hochpotentes Analgetikum gegeben. Demnach hat er sich strafrechtlich nach § §§ 13 I, 29 I Nr. 6b BtMG zu verantworten, auch wenn kein Patientenschaden eingetreten ist. Argumentativ kann er § 34 StGB anbringen und seine Tat versuchen zu rechtfertigen und über einen Erlaubnistatbestandsirrtum nach § 16 StGB zu verteidigen. Trotz der eindeutigen Vorteile einer Freigabe von Opioiden durch die Notfallsanitäter_Innen, ist dies nicht als Allheilmittel anzusehen, da es bereits jetzt schon alternative Möglichkeiten einer effektiven Analgesie bei Patienten_Innen gibt. Anders sieht es hingegen bei der Versorgung von internistischen Patienten z.B. mit akuter Luftnot aus, wo das Betäubungsmittel Morphin prähospital alternativlos ist, wenn man die Todesangst und empfundene Luftnot im Sinne der Patienten_Innen so rasch möglich, minimieren möchte.

In einem abschließenden Fazit möchte der Autor die Ergebnisse und den Mehrwert betonen. Es konnte anhand einer Fallanalyse dargelegt werden, welche strafrechtliche Grauzone mit dem § 2a NotSanG behoben wurde. Der Kerngedanke dabei war es, den Notfallsanitätern_Innen eine Heilkundebefugnis in einem freigegebenen Rahmen zu zusprechen. Auch wenn die Heilkundebefugnis nur nach § 4 II Nr. 1c NotSanG zum Tragen kommt, so ist es ein weiterer wichtiger Schritt eines sich kontinuierlich professionalisierenden Rettungsdienstes.

6   Fazit

Das Ziel dieser Hausarbeit war es anhand einer Fallanalyse darzustellen, welche strafrechtlichen Herausforderungen bei der Analgesie von Patienten_Innen mit einem Opiat entstehen können, wenn kein Arzt anwesend ist.

Gleichwohl ist mit dem § 2a NotSanG eine neue Rechtsgrundlage für die Notfall-sanitäter_Innen erschaffen worden, wonach sie berechtigt sind, die Heilkunde auszuüben. Im begründeten Einzelfall dürfen sie eine erlernte und situativ auch beherrschte Notfallmaßnahme durchführen bzw. ein Notfallmedikament eigenverantwortlich verabreichen, um eine Lebensgefahr abzuwenden und Folgeschäden zu verhindern. Zu dem Abwenden der wesentlichen Folgeschäden zählt auch die Analgesie von Patienten_Innen. Dazu sind sie nicht nur moralisch, sondern auch aufgrund ihrer Stellung als Beschützergarant verpflichtet. Die Notfallsanitäter_Innen haben mit ihren Kompetenzen in der prähospitalen Notfallversorgung ihre Garantenpflicht i.S.v. § 630 BGB zu gewährleisten. Sie stehen daher eindeutig im Fokus eines unechten Unterlassungsdeliktes nach § 13 StGB in Kombination mit weiteren Straftaten insbesondere nach §§ 223 ff., 340 StGB.

Gleichwohl kommt bei einem unechten Unterlassungsdelikt nach § 13 StGB in Kombination mit dem § 340 StGB eine Strafverschärfung im Vergleich zur Körperverletzung durch Unterlassen nach §§ 223 I, 13 I StGB in Betracht. Im Sinne des § 11 I Nr. 2a sind Feuerwehrbeamte, die als Notfallsanitäter eingesetzt werden Amtsträger, während der Ausübung von hoheitlichen Aufgaben in einem öffentlich-rechtlichen Amtsverhältnis.

Dennoch soll an dieser Stelle auch klar abschließend betont werden, dass nach derzeitiger Rechtslage eine eigenverantwortliche Gabe eines Opioids rechtlich grundsätzlich nicht zulässig ist und die Schutzziele des BtMG überwiegen. Als einziger Rückgriff ist nur der Rechtfertigende Notstand nach § 34 StGB möglich, um eine tatsächliche Rechtsgutgefährdung abzuwenden. Die Behandlung von Schmerznotfällen durch die Verabreichung eines Opioids nach der Anlage III des BtMG dürfte in der Regel nicht dazu zählen.

Ärzteblatt. Streit um mehr Rechtssicherheit für Notfallsanitäter.
https://www.aerzteblatt.de/nachrichten/106623/Streit-um-mehr-Rechtssicherheit-fuer-
Notfallsanitaeter

Ausübung heilkundlicher Tätigkeiten durch Notfallsanitäter, 12 CS 21.702 (BayVGH
München 21. April 2021). https://www.gesetze-bayern.de/Content/Document/Y-300-
Z-BECKRS-B-2021-N-8697

Bellardita, A. (2021). *Recht im Rettungsdienst: Grundlagen, Strafrecht, Zivilrecht,
Arbeitsrecht.* S+K Verlagsgesellschaft Stumpf + Kossendey mbH.

Bens, D. & Lipp, R. (Hrsg.). (2014). *Notfallsanitätergesetz: Herausforderungen und Chancen.*
Stumpf + Kossendey.

Beubler, E. (2020). *Kompendium der medikamentösen Schmerztherapie.* Springer Berlin
Heidelberg. https://doi.org/10.1007/978-3-662-60346-8

BGH Beschluss, BGH 1 StR 130/01 (BGH 25. April 2001).
https://rewis.io/media/law/sentence/nhb7TYXaT1mhHiieH6RGnA.pdf

Bollinger, M., Langner, M., Wellershaus, D., Kaisers, W. & Russo, S. G. (2020).
Durchführung invasiver ärztlicher Maßnahmen durch Notfallsanitäter. *Notfall +
Rettungsmedizin, 23*(1), 23–36. https://doi.org/10.1007/s10049-019-0591-3

Brokmann, J. C., Rossaint, R., Hirsch, F., Beckers, S. K., Czaplik, M., Chowanetz, M.,
Tamm, M. & Bergrath, S. (2016). Analgesia by telemedically supported paramedics
compared with physician-administered analgesia: A prospective, interventional,
multicentre trial. *European journal of pain (London, England), 20*(7), 1176–1184.
https://doi.org/10.1002/ejp.843

Strafgesetzbuch 22.11.2021). https://www.gesetze-im-
internet.de/stgb/index.html#BJNR001270871BJNE008302307

Entwurf eines Gesetzes zur Änderung des Notfallsanitätergesetzes (2019 & i.d.F.v.
Drucksache 428/19). https://stm.baden-wuerttemberg.de/fileadmin/redaktion/m-
stm/intern/dateien/lv_berlin/Initiativen_und_Beitritte_BW/BR_0428-19.pdf

Gesetz zur Verhütung und Bekämpfung von Infektionskrankheiten beim Menschen (2021).
https://www.gesetze-im-
internet.de/ifsg/BJNR104510000.html#BJNR104510000BJNG001601116

DBRD. (2021, 3. März). *Stellungnahme zu § 2a Notfallsanitätergesetz (NotSanG).* Lübeck.
Deutsche Berufsverband Rettungsdienst e.V.
https://www.dbrd.de/index.php/aktuell/aktuelles/569-die-aenderungen-im-notsang-
sind-in-kraft-getreten

Entwurf eines Gesetzes über den Beruf der Notfallsanitäterin und des Notfallsanitäters sowie zur Änderung weiterer Vorschriften, Deutscher Bundestag (2012 & i.d.F.v. Drucksache 17/11689). https://dserver.bundestag.de/btd/17/125/1712524.pdf

Deutscher Bundestag (Hrsg.). *Beschlussempfehlung und Bericht des Ausschusses für Gesundheit (14. Ausschuss) zu dem Gesetzentwurf der Bundesregierung – Drucksache 17/11689 –: Entwurf eines Gesetzes über den Beruf der Notfallsanitäterin und des Notfallsanitäters sowie zur Änderung weiterer Vorschriften.*

Dielmann, G. & Malottke, A. (2017). *Notfallsanitätergesetz (NotSanG) und Ausbildungs- und Prüfungsverordnung für Notfallsanitäterinnen und Notfallsanitäter (NotSan-APrV): Text und Kommentar für die Praxis.* Mabuse-Verlage.

Dittmar, M. S., Glaser, C., Kanz, K. G., Kaube, R., Kraus, M., Nickl, S., Parsch, A., Schiele, A., Müthing, A., Ebersperger, C. & Bayeff-Filloff, M. (2021). Delegation heilkundlicher Maßnahmen an Notfallsanitäterinnen und Notfallsanitäter durch die Ärztlichen Leiter Rettungsdienst in Bayern. *Notfall + Rettungsmedizin, 24*(2), 120–133. https://doi.org/10.1007/s10049-020-00702-x

Dörrenbächer, S. & Singler, P. (2021). Die Heilkundebefugnis für nichtärztliches Rettungsdienstpersonal. *Medizinrecht, 39*(6), 505–511. https://doi.org/10.1007/s00350-021-5899-6

Ehlers, A. P. & Greuner, L. (2021). Notfallsanitäter als eigenverantwortlich handelnder Teil der Rettungskette. *Der Notarzt, 37*(06), 305–308. https://doi.org/10.1055/a-1653-4375

Fehn, K. (2017). Analgesie mit opioidhaltigen Arzneimitteln durch Notfallsanitäter unter der Geltung des Notfallsanitätergesetzes. *Medizinrecht, 35*(6), 453–459. https://doi.org/10.1007/s00350-017-4620-2

Fischer, R. Schweigepflicht, Zeugnisverweigerungsrecht und Zeugnispflicht von Feuerwehrangehörigen. *Der Feuerwehrmann,* 2011(6-7 2011), 179 ff. http://feuerwehr-schmallenberg.de/wp-content/uploads/2016/12/Schweigepflicht.pdf

Fischer, T. (2021). *Strafgesetzbuch: Mit Nebengesetzen* (68. Aufl.). *Beck'sche Kurz-Kommentare: Band 10.* C.H. Beck.

Friesgaard, K. D., Nikolajsen, L., Giebner, M., Rasmussen, C.-H., Riddervold, I. S., Kirkegaard, H. & Christensen, E. F. (2016). Efficacy and safety of intravenous fentanyl administered by ambulance personnel. *Acta anaesthesiologica Scandinavica, 60*(4), 537–543. https://doi.org/10.1111/aas.12662

Girrbach, F. F., Bernhard, M., Wessel, M., Gries, A. & Bercker, S. (2017). Die praktische Ausbildung von Notfallsanitätern : Umsetzung am Universitätsklinikum Leipzig [Practical training for paramedics : Transformation at the Leipzig University teaching hospital]. *Der Anaesthesist, 66*(1), 45–51. https://doi.org/10.1007/s00101-016-0247-3

Gnirke, A., Beckers, S. K., Gort, S., Sommer, A., Schröder, H., Rossaint, R. & Felzen, M. (2019). Analgesie im Rettungsdienst: Vergleich zwischen Telenotarzt- und Callback-

Verfahren hinsichtlich Anwendungssicherheit, Wirksamkeit und Verträglichkeit
[Analgesia in the emergency medical service: comparison between tele-emergency
physician and call back procedure with respect to application safety, effectiveness
and tolerance]. *Der Anaesthesist, 68*(10), 665–675. https://doi.org/10.1007/s00101-
019-00661-0

Gries, A., Bernhard, M., Helm, M., Brokmann, J. & Gräsner, J.-T. (2017). Zukunft der
Notfallmedizin in Deutschland 2.0 [Future of emergency medicine in Germany 2.0].
Der Anaesthesist, 66(5), 307–317. https://doi.org/10.1007/s00101-017-0308-2

Haehne, F. (2019). *Der Krankenwagenbelademeister // Notfallsanitäter* [Video]. Youtube.
https://www.youtube.com/watch?v=qlFR6IXIVyQ

Häske, D., Böttiger, B. W., Bouillon, B., Fischer, M., Gaier, G., Gliwitzky, B., Helm, M.,
Hilbert-Carius, P., Hossfeld, B., Schempf, B., Wafaisade, A. & Bernhard, M. (2020).
Analgesie bei Traumapatienten in der Notfallmedizin [Analgesia for trauma patients in
emergency medicine]. *Der Anaesthesist, 69*(2), 137–148.
https://doi.org/10.1007/s00101-020-00735-4

Holzner, C. (2019). *Notfallsanitäter Krankenwagenbelademeister Lied!!* [Video]. Youtube.
https://www.youtube.com/watch?v=rVcvgz_LXAl

Katzenmeier, C. & Schrag-Slavu, S. (2021). *Telenotarzt: Berufsrecht, Haftungsrecht,
Medizinprodukterecht, Datenschutzrecht* (1. Aufl.). *Schriften zu Recht und Ethik der
digitalen Transformation: Band 3*. Nomos.

Lechleuthner, A., Hoepken, F., Jeschke, B., Fuchs, K., Sensen, Frank, Blau, Jörg,
Krakowa, B., Merbs, R., Wrantze-Bielefeld, E. & Neupert, M. (2019). Mitteilungen des
BV ÄLRD. *Notfall + Rettungsmedizin, 22*(7), 667–674.
https://doi.org/10.1007/s10049-019-00652-z

Lechleuthner, A. & Neupert, M. (2021). Der neue § 2a im Notfallsanitätergesetz – endlich!
Notfall + Rettungsmedizin, 24(5), 823–825. https://doi.org/10.1007/s10049-021-
00909-6

Mann, V., Mann, S. T. W., Müller, M., Edeler, B., Sander, M. & Brenck, F. (2020).
Standardisierte Handlungsanweisungen für (invasive) heilkundliche Maßnahmen
durch Notfallsanitäter. *Notfall + Rettungsmedizin, 23*(1), 16–22.
https://doi.org/10.1007/s10049-018-0556-y

Ministerium für Gesundheit, Emanzipation, Pflege und Alter des Landes Nordrhein-Westfalen
(Hrsg.). *Ausführungsbestimmungen zur Ausbildung zur Notfallsanitäterin / zum
Notfallsanitäter in Nordrhein-Westfalen: Teil II.*

Pfütsch, P. (2020). *Notfallsanitäter als neuer Beruf im Rettungsdienst*. Springer Fachmedien
Wiesbaden. https://doi.org/10.1007/978-3-658-30742-4

Prütting, D. & Mais, H. (2016). *Rettungsgesetz Nordrhein-Westfalen: Kommentar für die
Praxis* (4. Aufl.). *Kommentar*. Kohlhammer Deutscher Gemeindeverlag.

http://www.kohlhammer.de/wms/instances/KOB/appDE/nav_product.php?product=97 8-3-555-01629-0

Reifferscheid, F. (2021). Anwendung von BtMG-gelisteten Opiaten und Opioiden durch Notfallsanitäter/-innen als Teil eines analgetischen Gesamt- konzeptes in der prähospitalen Notfallmedizin. *Der Notarzt, 37*(06), 351–353. https://doi.org/10.1055/a-1677-7080

Reifferscheid, F. & Sander, H. (2021). Was ist neu … im Notfallsanitätergesetz? [What is new…in the Paramedics Act?]. *Der Anaesthesist, 70*(7), 607–608. https://doi.org/10.1007/s00101-021-00996-7

Schmiedel, R. & Behrendt, H. (2019). *Leistungen des Rettungsdienstes. Berichte der Bundesanstalt für Straßenwesen Mensch und Sicherheit, M: Heft M 290.* Fachverlag NW in Carl Ed. Schünemann KG.

Steenberg, J. G. (2021). § 2a NotSanG und rechtfertigender Notstand in der präklinischen Notfallmedizin. *retten!, 10*(04), 240–244. https://doi.org/10.1055/a-1302-1880

Stork, B. & Hofmann-Kiefer, K. (2009). Analgesie in der Notfallmedizin [Analgesia as an important component of emergency care]. *Der Anaesthesist, 58*(6), 639-48; quiz 649-50. https://doi.org/10.1007/s00101-009-1585-1

Weise, A. & Koch, S. (2020). Garantenstellung im Rettungsdienst – Wann kann Nichtstun strafbar sein? *retten!, 9*(04), 228–232. https://doi.org/10.1055/a-0960-6253

Wissenschaftlicher Dienst (Hrsg.). *Die Verabreichung von Opiaten durch Notfallsanitäter: Strafbarkeit nach dem Betäubungsmittelgesetz.*

8   Abkürzungsverzeichnis

ÄLRD	Ärztliche Leiter_Innen Rettungsdienst
Art.	Artikel
BAND	Berufsverband der Ärztlichen Leiter Rettungsdienst in Deutschland
BGH	Bundesgerichtshof
BTM	Betäubiungsmittel
BtMG	Betäubungsmittelgesetz
BV	Berufsverband
Bzw.	Beziehungsweise
DD	Differenzialdiagnostisch
DGN	Deutschen Gesellschaft für Neurologie
DSG	Deutsche Schlaganfall-Gesellschaft
ERC	European Research Council
FF.	Fortfolgend
Gem.	Gemäß
HeilPrG	Heilpraktikergesetz
I.d.R.	In der Regel
IfSG	Infektionsschutzgesetz
I.s.V.	Im Sinne von
GG	Grundgesetz
Lege Artis	Nach den Regeln der Kunst
RTW	Rettungstransportwagen
NotSanG	Notfallsanitätergesetz
NRS	Numerische Rating-Skala
SAA	Standrad Arbeitsanweisung
StGB	Strafgesetzbuch
U.A.	Unter anderem
VGH	Verwaltungsgerichtshof

9 Anhänge

Anhang A: Medikamentenkatalog im Pyramidenprozess vom BV der ÄLRD

Anhang B: Maßnahmenkatalog im Pyramidenprozess vom BV der ÄLRD

Anhang A: Medikamentenkatalog im Pyramidenprozess vom BV der ÄLRD

Nr.	Medikament	Besonderer Anwendungsbereich	Leitlinie
1	Adrenalin i.m.	Anaphylaxie	ERC Reanimationsleitlinien
2	Adrenalin i.v.	Reanimation, Anaphylaxie, Bradykardie	ERC Reanimationsleitlinien
3	Adrenalin inhalativ	Asthma, Anaphylaxie, Pseudokrupp	
4	Amiodaron	Reanimation, VT	ERC Reanimationsleitlinien
5	Antiemetika	Starke Übelkeit und Erbrechen	
6	Acetylsalicylsäure	ACS	ESC Leitlinie; ERC Leitlinie
7	Atropin	Bradykardie, Intoxikation mit Alkylphosphaten	ERC Leitlinie
8	Benzodiazepine	(Fieber) Krampfanfall, Status Epilepticus, Sedierung, Erregungszustände	DSG/DGN Leitlinie
9	Beta$_2$ - Sympathomimetika & Ipratropiumbromid	Asthma, COPD, Bronchitis	ERC Leitlinie
10	Butylscopolamin	Koliken	
11	Furosemid	Lungenödem	
12	Glucose	Hypoglykämie	
13	H1 und H2 Blocker	Allergische Reaktion	ERC Leitlinie
14	Heparin	ACS	ERC Leitlinie
15	Ibuprofen oder Paracetamol	Antipyretika, Analgesie	
16	Ketamin	Analgesie	
17	Kortison	Asthma, Allergie	ERC Leitlinie
18	Kristalloide Infusion (balancierte VEL)	Volumenersatz, Medikamententräger	
19	Kolloidale Lösungen		
20	Lidocain	Intraossäre Punktion	
21	Metamizol	Antipyretika, Analgesie	
22	Naloxon	Opiat Intoxikation	ERC Leitlinie
23	Nitrate	ACS, Lungenödem	ESC, ERC Leitlinie
24	Opiate	Analgesie bei ACS und Trauma	
25	Nitrendipin	Hypertone Krise	

Anhang B: Maßnahmenkatalog im Pyramidenprozess vom BV der ÄLRD

Nr.	Maßnahme	Notfallmedizinisches Zustandsbild und -situation	Nachweiskatalog Mindestzahl	Eigenverant	Mitwirkung	Zugrunde liegende Leitlinie
1	i.V. Zugang	Notwendigkeit für Medikamente/ Volumen	mindestens 50 x am Patienten	x		ERC Leitlinie 2010, S3 Polytrauma
2	Intraossärer Zugang	Reanimation	mindestens 10 x am Phantom	x		ERC Leitlinie 2010
3	Extra-glottischer Atemweg	Reanimation / Atemwegssicherung	mindestens 20 x Phantom mindestens 45 x Patienten	x		ERC Leitlinie 2010
4	Laryngo- Skopie + Magill-Zange	Bolussuche und -entfernung	mindestens 20 x Phantom mindestens 10 x in der Klinik	x		ERC Leitlinie 2010
5	Nicht-invasives CPAP	COPD, Kardiales Lungenödem	mindestens 10 x Patienten		x	
6	Tourniquet/ pneumatische Blutsperre	Amputation mit nicht abdrückbaren Blutungen	Mindestens 5x Phantom plus			
7	Beckenschlinge	Beckentrauma	mindestens 5 x Phantom	x		S3 Polytrauma-leitlinie
8	Achsen- gerechte Immobilisation	Grobe Fehlstelllung bei Extremitätenfrakturen	mindestens 5 x Phantom	x		S3 Polytrauma-leitlinie
9	Thoraxpunktion	Spannungs-pneumothorax	mindestens 10 x Phantom	x		S3 Polytrauma-leitlinie
10	Manuelle Defibrillation	Kammerflimmern	mindestens 20 x Simulator	x		ERC Leitlinie 2010
11	Kardioversion	Instabile Tachykardie mit Bewusstlosigkeit	mindestens 20 x Simulator mindestens 20 x EKG Bilder richtig erkennen	x		ERC Leitlinie 2010
12	Externe Schrittmacher- anlage	Instabile Bradykardie mit Bewusstlosigkeit	mindestens 20 x Simulator	x		ERC Leitlinie 2010
13	Geburts- begleitung	Geburt eines Kindes	mindestens 5 x Geburtsphantom	x		
14	Umgang mit tracheo- tomierten Pat.	Verlegung bzw. Defekt der Trachealkanüle	mindestens 5 x am Phantom mindestens 2 x Mitwirkung	x		
15	Tiefes endo- bronchiales Absaugen	Behinderung der Atmung durch endobronchiales Sekret	mindestens 10 x Intensivstation	x		

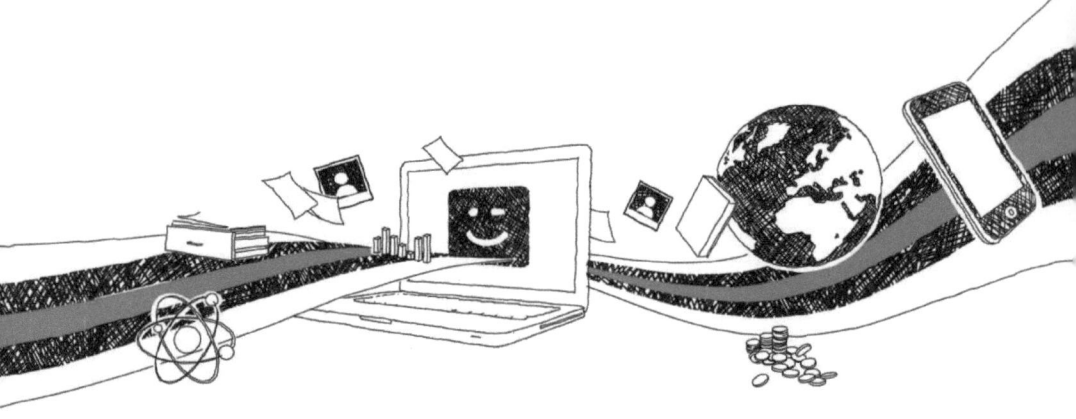
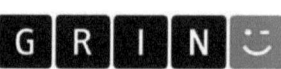